Naveed Ullah
Sohail Ahmad
Muhammad Tariq Zeb

Caracterização genética de ovelhas Kutta do Swat, utilizando marcadores SSR

Naveed Ullah
Sohail Ahmad
Muhammad Tariq Zeb

Caracterização genética de ovelhas Kutta do Swat, utilizando marcadores SSR

ScienciaScripts

Cover image: www.ingimage.com

This book is a translation from the original published under ISBN 978-3-659-88997-4.

Publisher:
Sciencia Scripts
is a trademark of
Dodo Books Indian Ocean Ltd. and OmniScriptum S.R.L publishing group

120 High Road, East Finchley, London, N2 9ED, United Kingdom
Str. Armeneasca 28/1, office 1, Chisinau MD-2012, Republic of Moldova, Europe
Managing Directors: Ieva Konstantinova, Victoria Ursu
info@omniscriptum.com

Printed at: see last page
ISBN: 978-620-8-56050-8

AGRADECIMENTOS

Graças a Deus Todo-Poderoso Alá, o mais misericordioso e gracioso, pela misericórdia de quem fui capaz de concluir este trabalho.

Expresso a minha profunda e calorosa gratidão ao meu orientador e melhor professor, Dr. Sohail Ahmad, pela sua orientação e apoio em todo o meu trabalho. Aprecio muito os seus conhecimentos e domínio do tema da criação e genética animal.

Estou muito grato ao Sr. Muhammad Tariq Zeb pela sua cooperação durante os trabalhos práticos. Aprecio muito a sua atitude profissional, a sua dedicação e o seu grande interesse pelo meu trabalho no Instituto de Biotecnologia e Engenharia Genética da Universidade de Agricultura de Peshawar Khyber Pakhtun Khwa.

Agradeço também aos membros do meu grupo de consultores pelos seus conselhos preciosos sobre a conceção do inquérito e o tratamento dos dados. Os meus agradecimentos especiais vão também para todos os participantes no inquérito pelo seu envolvimento entusiástico na minha investigação.

Por último, os meus mais sinceros agradecimentos aos meus sogros, pelo seu amor, apoio e compreensão contínuos e infalíveis, que sustentam a minha persistência na carreira de licenciado e tornam possível a realização desta tese

ÍNDICE DE CONTEÚDO

CAPÍTULO-1
INTRODUÇÃO

As raças de ovinos desenvolvem-se bem em condições climatéricas adversas, sejam elas quais forem. Do habitat de montanha ao deserto, a ovelha adaptou-se bem às circunstâncias prevalecentes. As ovelhas foram domesticadas entre 9000 e 11000 anos atrás.

É de supor que os ovinos domesticados descendem dos ovinos selvagens da Ásia e da Europa. As ovelhas domésticas evoluíram a partir de duas raças selvagens: 1) A Moufflon *(Ovismusimon e Ovisorientalis)* e a European Moufflon *(O.musimon)*, a raça europeia local, cuja população notável ainda se encontra em certas partes da Europa. Ambas as raças Moufflon são consideradas como antepassados dos ovinos domésticos. Estas duas raças são muito semelhantes; a única diferença que existe em ambas é a morfologia dos chifres: a Moufflon asiática tem chifres mais vermelhos e com uma torção diferente. *O* muflão asiático *(O.vigneri)* é nativo das planícies abertas da Ásia Central. Vive em grandes bandos e não vive em regiões montanhosas (Khan *et al.*, 2003). No que respeita à raça paquistanesa, presume-se que descende do Urail do Afeganistão, do Argali da Índia e do Marco polo da China (Hasnain, 1985). Considera-se também que o antepassado da atual raça ovina é o Urail asiático *(Ovisvinei)* (Khan *et al.*, 2003). O Urail foi domesticado primeiro, uma crença apoiada pelos restos de Urail encontrados na área onde começou a primeira domesticação (Ryder, 1984). O número de cromossomas das ovelhas domesticadas tem 2n=54. O Mufflon europeu, o Moufflon asiático, o Bighorn e o Dull sheep também têm o mesmo número de cromossomas. A ovelha da Sibéria Oriental tem 52 pares de cromossomas, a ovelha Argali tem 56 e a ovelha Urail tem 58 pares de cromossomas (Ryder, 1984. FAO, 2000). Esta diferença no número cromossómico, que pode estar na origem da especiação e da domesticação, ainda não é clara (Short, 1976). Em todo o mundo, foram domesticadas mais de 200 raças de ovinos. Esta classificação foi efectuada com base na diversidade e nas caraterísticas morfológicas, por exemplo, qualidade da lã, tamanho e forma da cauda, produtividade da carne e do leite, etc

Em todo o mundo, a população ovina é de 1071 milhões, dos quais a China tem a maior população ovina, 128 milhões, seguida da Austrália e da Nova Zelândia, com 120 e 46 milhões de ovinos, respetivamente (FAO, 2000). No Paquistão, o efetivo pecuário nas quatro províncias é o seguinte. No Punjab, a população bovina é de (18,1 milhões), a de búfalos de (21,2 milhões), a de ovinos de (6,8 milhões), a de caprinos de (23,3 milhões) e a de camelos de (0,22 milhões). No KPK, a população bovina é de (7,4 milhões), a de búfalos de (23 milhões), a de ovinos de (3,7 milhões), a de caprinos de (11,3 milhões) e a de camelos de (0,07 milhões). Em Sindh, a população bovina é de 8,5 milhões, a de búfalos de 8,8 milhões, a de ovinos de 4,3 milhões, a de caprinos de 14,5 milhões e a de camelos de 0,30 milhões. No Baluchistão, a população bovina é de (2,9 milhões), a de búfalos de (0,3 milhões), a de ovinos de (13,6 milhões), a de caprinos de (13,9 milhões) e a de camelos de (0,41 milhões) (Censo pecuário de 2011-12).

A pecuária desempenha um papel importante na economia do país. Na economia rural, a importância dos pequenos ruminantes, nomeadamente dos ovinos e caprinos, é muito elevada. Isto deve-se ao facto de se adaptarem rapidamente às condições agro-climáticas diversificadas. Em segundo lugar, a sua elevada taxa de fertilidade e o curto intervalo entre gerações tornam-nos mais atractivos para a comunidade agrícola. Do total da produção de carne e leite, os pequenos ruminantes contribuem com cerca de 33,3% e 2,3%, respetivamente.

Os pequenos ruminantes produzem anualmente 39 milhões de peles, 40 mil toneladas de lã, 19 mil toneladas de pêlos e 50 milhões de toneladas de excrementos (fezes e urina) (Khan *et al.*, 2003).

As ovelhas são animais gregários por natureza. Em comparação com as cabras, são geralmente uníparas. As ovelhas desempenham um papel importante na economia rural. Em termos monetários, estima-se que o potencial de produção de ovinos no Paquistão ronda os 14393 milhões de rupias por ano. A produção de lã de ovelha é de cerca de 40 mil toneladas, 0,20 milhões de toneladas de carne de carneiro, a produção de pele é de cerca de 10 milhões de peças e 16 milhões de toneladas de estrume (Khan *et al.*, 2003). A criação de ovinos é uma ocupação subsidiária. É uma componente complementar eficaz quando se pretende uma agricultura mista. A preferência das ovelhas em relação às cabras reside na sua capacidade instintiva de pastar muito perto da raiz da erva e de pastar vegetação escarpada. O estrume das ovelhas aumenta a fertilidade dos campos devido à riqueza de nutrientes no seu estrume. A criação de ovelhas não exige grandes investimentos em edifícios e infra-estruturas no âmbito do sistema extensivo (Khan *et al.*, 2003).

A maioria das raças de ovinos paquistanesas é de cor branca (Hasnain, 1985), mas algumas são também de cor castanha, vermelha ou preta. A este respeito, a cor da ovelha *Kutta* é preta escura. No entanto, são comuns as manchas brancas e castanhas. Tanto *a Kutta* como *a Kaghani* têm semelhanças máximas em termos de cor e aparência, estando ambas sob grave ameaça de extinção. Verificou-se que estas duas raças são muito próximas na província devido aos estudos moleculares baseados em marcadores SSR (Ahmad, 2007).

A ovelha *Kutta* é uma raça autóctone do Swat, conhecida localmente como *Watani* ou *Arerhai.* Do ponto de vista morfológico, trata-se de uma raça de cauda fina, de tamanho pequeno e revestida de preto. Os machos são chifrudos e as fêmeas são polidas. Existem diferenças de localização, uma vez que o animal em Biha é comparativamente maior e mais pesado do que noutras localizações. Estas diferenças podem dever-se provavelmente a diferenças ecológicas e a outros factores, como a topografia e a variação dos recursos alimentares e forrageiros. A utilização da raça limita-se à produção de lã e ao fabrico de tecidos à mão, localmente designados *por "Lamsay & sharri".* A sua população encontra-se numa situação extremamente alarmante. A população estimada da raça *Kutta* em 2007 é inferior a 1000 e pode ser classificada como espécie em perigo de extinção (Jalil *et al.*, 2009). A principal razão da diminuição da população é o cruzamento indiscriminado com outras raças exóticas de ovinos, como *Rambouillet, Balkhi*, etc. Como quase 20% das raças documentadas são consideradas ameaçadas de extinção (FAO, 2000), até à data, das 7600 raças documentadas no banco de dados dos recursos genéticos animais (AnGr), 11% foram extintas e apenas 38% estão a salvo da extinção. Surpreendentemente, cerca de 35% ainda não são devidamente conhecidas (FAO, 2007) e, antes de serem devidamente documentadas, a sua extinção poderá ocorrer. *A Kutta* também se encontra entre as raças que estão a ser extintas. As ovelhas *Kutta* puras mantêm-se durante todo o ano com outras raças exóticas de ovelhas. É muito difícil garantir a sua pureza. Não existe nenhuma exploração de ovelhas *Kutta* puras no vale. Tendo em conta a lacuna acima referida e a situação existente, o presente estudo foi concebido para caraterizar genotipicamente as ovelhas *Kutta* utilizando marcadores SSR recomendados pela FAO, com os seguintes objectivos

Objectivos do estudo

1. Avaliar o nível de diversidade genética da população.
2. Determinar o número de alelos de cada marcador na população.
3. Para determinar o nível de consanguinidade na população.
4. Para determinar o nível de desequilíbrio de ligação na população

CAPÍTULO 2
REVISÃO DA LITERATURA
História das raças de ovinos

A espécie humana domesticou pela primeira vez as ovelhas entre nove e onze mil anos atrás. No que respeita à domesticação de animais, as ovelhas foram dos primeiros animais cuja domesticação foi registada entre nove e onze mil anos atrás (Watchlist, 2007). A investigação arqueológica em diferentes civilizações antigas do mundo (Mohanjodaro, Harappa, Mesopotâmia e Norte da Índia) apresenta provas sólidas da domesticação de ovelhas neste domínio. Existem diversas variedades de ovinos *(Ovis orientalis vignei)* nas regiões montanhosas do Afeganistão à Arménia, que são consideradas os antepassados das actuais raças de ovinos. Existem várias raças indomadas de ovinos, como o muflão asiático *(O. orientalis)* e o muflão europeu *(O. musimon)* e o urail *(O.vignei),* que se presume serem os antepassados dos actuais ovinos domesticados (Hiendleder e Mainz. 2007). As diferenças genéticas entre as raças de ovinos europeias e asiáticas são as mais importantes aquando da elaboração dos estudos moleculares sobre estas raças. Algumas investigações interessantes permitem-nos descobrir que existe uma raça ou subespécie desconhecida de raça selvagem que se manifestou na criação de ovelhas domésticas ou que pode dever-se a uma variação múltipla, como resultado da transmissão do carácter de muflão selvagem capturado, tal como o desenvolvimento de outros animais (Hiendlener *et al.,* 1998). São muitos os caracteres, por exemplo, uma natureza comparativamente dócil e um pouco pacífica, um tamanho adequado e procedimentos de gestão facilmente adoptados, uma natureza gregária e taxas de fertilidade particularmente elevadas, que tornam os ovinos selvagens particularmente adequados para a domesticação. Atualmente, em todo o mundo, *a Ovis aries* é um animal domesticado, razão pela qual parece estar extremamente dependente do homem, que cuida do seu estado de saúde e da sua capacidade de sobrevivência (Kreb e Robert, 2003)

A diferenciação entre raças pode ser feita com base nos seus produtos especiais, caraterísticas diferentes e diferenças fenotípicas em relação ao isolamento geográfico. Cada raça está habituada ao seu habitat local, ao regime alimentar dentro dos ecossistemas. O ecossistema pode ser tanto de escassez de alimentos e forragens como de abundância de ingredientes alimentares, com elevado teor de humidade ou seco, a grande altitude ou ao nível do mar, desde o Pólo Norte e Sul até às regiões equatoriais (Ponzoni, 1992). A seleção do animal certo, familiarizado com o meio ambiente, provoca maior produtividade (Madalena, 1993). Para aumentar a produtividade, a componente ambiental, como as práticas de maneio e as dietas nutricionais, deve estar em estado de equilíbrio. As raças autóctones sustentam-se em condições ambientais sem precedentes. Deve ser dada uma oportunidade ao genótipo apropriado onde o seu potencial genético inerente possa ser expresso da melhor forma (Madalena, 1993).

Os diferentes produtos valiosos obtidos a partir de ovinos, como a carne, o leite, a fibra, a pele e a lã, fazem dela um bem reputado para a economia de todo o mundo. Em particular, o seu papel eminente tem sido observado nos países em desenvolvimento e não nos países desenvolvidos. As raças autóctones - há que ter em conta o seu contributo notável em termos de caraterísticas valiosas para o desenvolvimento da raça, devem ser altamente iluminadas, identificadas, conservadas, preservadas e com hipóteses de melhoramento (Ponzoni, 1992). No melhoramento das raças, o cruzamento, a seleção e a consanguinidade são alguns dos instrumentos que podem ser adoptados para alterar a composição genética dos animais (Madalena, 1993). Ainda assim, o melhoramento genético necessita das melhores combinações possíveis dos recursos genéticos animais disponíveis, necessita de protocolos de gestão adequados para que possa ser conservado para uso das próximas gerações. Neste domínio, o desempenho da avaliação dos pequenos ruminantes é particularmente importante para clarificar estas questões (Lahlou-Kassi, 1987)

a) Traços de ajustamento - traço fenotípico muito importante, que pode influenciar a adaptabilidade do animal às circunstâncias prevalecentes (capacidade de resistência a doenças, stress térmico, parasitas, etc.)

b) Caraterísticas reprodutivas (desempenho reprodutivo da fêmea, por exemplo, idade da puberdade e parição pela primeira vez, taxa de conceção, desempenho reprodutivo do macho, etc.)

c) Caraterísticas de produção - (peso ao nascer e ao desmame, taxa de crescimento, qualidade da carcaça e seu rendimento, teor e qualidade da fibra, etc.)

Classificação dos ovinos

Os ovinos podem ser classificados com base na qualidade da lã, por exemplo, tipo de lã longa, tipo de lã média, tipo de lã cruzada e tipo de lã para tapetes.

Rambouillet, American Merino, Delaine Merino e Deboullet são raças de lã fina existentes nos Estados Unidos. Todas estas raças descendem do Merino espanhol. Estas raças produzem lã de natureza fina em grande quantidade. A quantidade de carne é extremamente baixa em comparação com as raças de carne. A duração de vida das raças de lã fina é elevada, são muito resistentes e adaptadas às circunstâncias ambientais prevalecentes, com uma produção altamente satisfatória em todo o mundo. (Alvarez *et al.,* 2004).

As raças de lã média são as raças Southdown, Shropshire, Oxford, Hampshire e Sufflok. No Sul de Inglaterra, os portos de abrigo destas raças não são planos, mas sim montanhosos. São especialmente desenvolvidas em função da procura do mercado da região, com especial destaque para as pastagens e as condições climáticas mais adequadas para estas raças. A cor da cara e da região das pernas é de um tom de castanho e preto. No centro, entre o comprimento ocupa o velo e a lã é longa, grossa e de extrema finura (Brehem *et al.,* 2001).

As maiores de todas as ovelhas destinadas principalmente à produção de carne são as raças de lã comprida. Estas raças foram desenvolvidas quando a população local de Inglaterra desejava as seguintes qualidades numa raça que tivesse lã comprida e grossa e que, quando criada livremente, se tornasse muito gorda. As raças Cotswold, Leicester, Lincoin e Romney são as raças de lã longa. Morfologicamente, estas raças são grandes, de corpo quadrado e dorso largo. Atualmente, estas ovelhas de raça pura de lã longa têm uma taxa de maturação muito lenta, mas devido ao seu grande tamanho corporal, satisfazem a procura local do mercado. A carcaça contém uma grande quantidade de gorduras. No cruzamento, estas raças melhoram o peso da lã e também se orgulham do tamanho das ovelhas pequenas. Os Romney vivem numa zona onde chove muito, pelo que a lã comprida impede a saída da água do corpo e actua como repelente de água, uma vez que o velo denso das raças de ovinos não o consegue evitar (Brehem *et al.,* 2001).

Raça mestiça, o cruzamento de lã longa X lã fina produz lã média fina. Está bem adaptada à região ocidental. Produzem cordeiros saudáveis e boa quantidade de lã do que o Rambouillet e são activos em comparação com qualquer um dos progenitores, as ovelhas de lã longa e as de lã fina (Brown *et al.,* 1973).

A raça de lã de tapete encontra-se nos países asiáticos. A lã produzida por estas raças é utilizada para o fabrico de tapetes e carpetes. No fabrico de tapetes, a lã fina não pode ser utilizada. O seu comprimento varia de 2,5 a 33 cm e o seu diâmetro de 15 a 70 microns. Os sapatos feitos de lã de carpete têm uma enorme resistência e flexibilidade (Brown *et al.,* 1973). As raças de lã de carpete predominam em todo o Afeganistão, exceto a ovelha Hazaragie, que tem uma lã relativamente fina.

Raças de ovinos no Paquistão

Existem vinte e oito raças diferentes de ovinos no Paquistão (Khan *et al.,* 2003). Estas raças de ovinos apresentam-se, na sua maioria, sob a forma de cauda fina e cauda gorda. Ambas foram descritas da seguinte forma.

Raças de ovinos de cauda fina

As ovelhas *Buchi* são criadas principalmente para a produção de lã. Encontra-se no território de Colistan e nas zonas adjacentes dos distritos de Bahawlpur e Bahawalngar. A cor do corpo é branca, a cabeça, as orelhas e o pescoço são castanhos escuros, de tamanho médio, com um peso médio de 30-35 kg. A produção média de lã é de 4 kg por cabeça, com um diâmetro de fibra de 36 mícrones. As orelhas são pequenas e atarracadas, daí o nome *"buchi".* Outro ponto de identificação é o anel preto ou castanho à volta da base da orelha e a cauda é comparativamente longa (Khan *et al*., 2003).

Ovelha *Cholitani (khadali)* encontrada na zona de Cholistan e nas grandes extensões arenosas adjacentes de Rahimyar khan, distrito de Bhawalnagr. Criada para a produção de carne de carneiro e lã. A cor é branca, com a cabeça, as orelhas e partes do pescoço pretas ou castanhas. O peso médio é de 37-44 kg. Três kg de lã têm um diâmetro de fibra de trinta e nove mícrones. O aspeto das orelhas é semelhante a uma folha, o nariz é ligeiramente romano e a cauda é comprida, tocando o jarrete (Khan *et al.,* 2003).

A ovelha *Kajli* encontra-se no distrito de Sarghoda e em partes de Gujrat. O nome *Kajli* dado a esta raça deve-se aos círculos negros à volta dos olhos. É de cor branca e produz 3 kg de lã por cabeça, com um diâmetro de fibra de 40 mícrones. O nariz romano típico, as orelhas longas e pendentes e as pernas compridas conferem-lhe um aspeto alto e uma cauda curta (Khan *et al.,* 2003).

Ovelha *Lohi* criada para a produção de carne de carneiro. Encontrada nos distritos centrais do Punjab. O corpo é branco, a cabeça e as orelhas são castanhas escuras ou bronzeadas. O seu peso corporal é de 50 a 65 kg. Nariz romano, orelhas longas e pendentes, muitas vezes com um apêndice na superfície externa, localmente chamado *"Parkanni".* Corpo, tetas e úbere bem desenvolvidos, cauda curta e atarracada. A produção diária de leite é de 0,8 kg durante um período de lactação de cento e vinte dias (Khan *et al.,* 2003).

O Sipli é outra ovelha de cauda fina encontrada no distrito de Bahawalpur. A sua cor é branca, a cabeça é preta ou castanha e as patas abaixo dos joelhos/quadris podem ser manchadas de preto. É uma raça média, com um peso de 34-40 kg. A produção de lã é de 5,6 kg por cabeça, com um diâmetro de fibra de 40,6 mícrones (Khan *et al.,* 2003).

A raça ovina *Thalli* encontra-se no deserto de Thal, o seu território original. Atualmente, encontra-se também em Miawali, Muzafargarh e Multan. A cor é branca e a cabeça é preta ou castanha. As patas, abaixo dos joelhos ou do jarrete, podem ser manchadas de preto. O peso é pequeno a médio, com 27-32 kg. A lã rende 1,5 kg por cabeça, com um diâmetro de fibra de 37 mícrones. Há duas estirpes de Thalli: uma com cabeça pequena e orelhas compridas e outra com cabeça grande e orelhas curtas (Khan *et al.,* 2003).

As ovelhas *Kachhi* são criadas principalmente para a produção de carne de carneiro. Encontram-se em Tharparker, Mirpurkhas e na zona adjacente de Rann of Kachh. O corpo é branco com a cara bronzeada ou preta. De tamanho médio, pesa cerca de 32-42 kg. A lã rende 2 kg por cabeça, com um diâmetro de fibra de 41 mícrones. Orelha de nariz romano proeminente, de forma tubular pequena. Tanto os machos como as fêmeas são polacos (Khan *et al.*, 2003).

Ovelha *Kooka* encontrada em Nawabshah, Nausheroferoz e Dadu larkana. Todo o corpo é de cor branca. De tamanho pequeno a médio, pesa 27-32 kg. A produção de lã é de 2 kg por cabeça e o seu diâmetro é de quarenta e quatro mícrones. Orelha comprida, nariz romano, tanto o macho como a fêmea são polidos. O úbere é bastante desenvolvido e a produção diária de leite é de 0,75 litros em 100 dias de lactação (Khan *et al.*, 2003).

A raça ovina *Damani* encontra-se em Di.Khan e em partes de Bannu. Criada principalmente para fins de produção de carne de carneiro e de leite, tem o corpo branco e a cabeça fulva, castanha ou preta. As patas são frequentemente brancas ou cor de camelo. Pequena a média, com 26-33 kg de peso. A ovelha produz 1,5 kg de lã por cabeça, com um diâmetro de fibra de quarenta e quatro mícrones. Por vezes, há apêndices em forma de garrafa pendurados abaixo do pescoço, localmente designados por larki. O úbere e as tetas são bem desenvolvidos. O leite produz 1,2 litros por dia num período de lactação de aproximadamente cem dias (Khan *et al.*, 2003).

Raça ovina *Baltistani* presente no distrito de Baltistan, nas regiões setentrionais. É criada tanto para leite como para carne de carneiro. A raça é maioritariamente de cor branca com patas castanhas. De tamanho pequeno a médio, com um peso corporal médio de 25-30 kg. Cabeça de tamanho médio, orelhas pequenas e erectas, nariz romano, os machos têm chifres, pernas pequenas e cauda curta. A produção média diária de leite é de 0,8 litros durante o período de lactação de cem dias (Khan *et al.*, 2003).

A ovelha *Kaghani* é encontrada em Abbottabad, Manshera e partes de Mardan e Peshawer. O corpo é completamente branco, a cabeça e as orelhas são de cor vermelha, bronzeada ou preta. O peso médio é de 22-28 kg. A lã rende 1,5 kg por cabeça. A cabeça é pequena, o nariz é convexo, a orelha é pequena com a ponta pontiaguda e as patas estão frequentemente cobertas de lã. Os machos têm chifres e as fêmeas são polinizadas. A lã é densa e encaracolada (Khan *et al.*, 2003).

A raça ovina *Kail* encontra-se nos vales de Neelam e Leepa, em Azad Kashmir. Na sua maioria de cor branca, denominada Pachai, algumas têm cabeça preta ou castanha, com círculos de cor castanha ou preta à volta dos olhos, localmente denominados *Surmiali.* Raças de tamanho médio, com 32-41 kg de peso. A produção de lã é de 2,25 por cabeça. O diâmetro da fibra de lã é de trinta e um microns (Khan *et al.*, 2003).

Raça de ovelhas *Kali* criada principalmente para a produção de carne de carneiro. Encontrada em Mikkyal, no distrito de Kotli, em Azad Kashmir. A cor é preta, com orelhas de 10-15 cm de comprimento. Os machos têm geralmente chifres, costas direitas, pernas médias e cauda fina com cerca de 15-20 cm de comprimento. A produção de lã por cabeça é de 1,5 kg. O peso médio é de 30-35 kg (Khan *et al.*, 2003).

A raça ovina *Poonchi* encontra-se no distrito de Ponch e nas zonas circundantes de Azad Kashmir. A sua cor é totalmente branca, por vezes com manchas pretas ou castanhas no corpo. As pernas e a cabeça são de cor preta ou castanha. A produção anual de lã é de 2 kg por cabeça, com um peso médio de 30-37 kg. O diâmetro da fibra é de trinta e seis mícrones (Khan *et al.*, 2003).

Raças de ovinos com cauda gorda

A raça ovina *Lati* encontra-se na zona de salinas nos distritos de Attock, Rawalpindi, Mianwali e Sargodha. Corpo branco com cabeça bronzeada, castanha ou manchada, tamanho médio de 28-36 kg. Cabeça pequena e relativamente larga, focinho afilado, orelhas pequenas, pernas curtas e finas e cauda pequena e gorda pendurada. A densidade da fibra de lã é baixa, com um diâmetro de trinta e cinco mícrones (Khan *et al.,* 2003).

A ovelha *Dumbi* é encontrada na zona montanhosa do sudoeste de Sindh, incluindo Dadu, Tatta e partes de Karachi. O corpo é de cor branca, com a cara preta e manchas pretas nas orelhas. Raças de tamanho médio, pesando 30-36 kg. Orelhas pequenas a médias. A lã rende 1,4 kg por ano e por cabeça. O diâmetro da fibra é de trinta e um microns. Os machos são maioritariamente chifrudos e têm uma cauda gorda de tamanho médio (Khan *et al.,* 2003).

A raça ovina *Balkhi* encontra-se em Peshawer, Kohat, Bannu, Di.khan e zonas adjacentes do KPK. Apresenta grandes misturas de cor preta, cinzenta e castanha. São animais de grande porte, com um peso médio de 55-70 kg. Cabeça grande, nariz romano, orelhas médias e focinho cónico, tendo os machos chifres grandes e curvos. Os quartos são bem desenvolvidos e situados no alto da garupa. Os machos são frequentemente preferidos para oferecer sacrifícios em cerimónias religiosas no eid ul azha (Khan *et al.,* 2003).

Hashtnagri é uma raça de ovinos de cauda gorda que se encontra em Peshawer, Mardan, Haripur e algumas partes dos distritos de Kohat e Bannu. A raça é criada para a produção de carne de carneiro. Morfologicamente, esta ovelha é branca, com cabeça preta ou castanha e, nalguns casos, as pernas são pretas. De tamanho médio, pesa entre 30 e 35 kg. A cabeça é de tamanho pequeno a médio, as pernas são curtas, a cauda é grande e gorda e, quando bem alimentada, pode até tocar no chão. Produz 1,5 kg de lã por ano e o diâmetro da fibra é de trinta e cinco mícrones (Khan *et al.,* 2003).

A raça de ovinos *Michni*, criada para a produção de carne de carneiro, encontra-se na região de Peshawar, Michni e Kohat. O corpo é branco, as orelhas são pretas ou castanhas e os jarretes apresentam algumas manchas pretas. Raça de tamanho médio, com 27-36 kg de peso. A cabeça é pequena e as orelhas são pequenas, o pescoço é longo e fino. A cauda é gorda e pendente, podendo mesmo ficar pendurada abaixo dos jarretes. A lã rende 1,5 kg por cabeça, com um diâmetro de fibra de 37 mícrones (Khan *et al.*, 2003).

O Tirahi encontra-se em partes de Bannu, Kohat e no distrito de Peshawar. A raça é criada para a produção de carne de carneiro, de tamanho pequeno a médio, com um peso de 24-28 kg. Morfologicamente, a cabeça e as orelhas são pequenas, o nariz é romano, as patas são curtas e finas e a cauda é proporcional ao tamanho do corpo, com uma gordura média pendurada. O úbere e as tetas são bastante desenvolvidos. A produção de leite é de 0,6 litros por dia num período de lactação de cem dias (Khan *et al.,* 2003).

A raça *Waziri* encontra-se no Waziristão do Norte e em partes de Bannu, Kohat e Peshawar. O corpo é branco, mas raramente é castanho-preto e malhado. A cabeça e as orelhas são castanhas-pretas ou malhadas. Raça de tamanho médio, com 31-37 kg de peso. A cabeça e as orelhas são de tamanho pequeno a médio e alguns machos também têm chifres. Esta raça é um animal de porte baixo com cauda pendurada de tamanho médio (Khan *et al.,* 2003).

Raça ovina *balochi* presente na divisão de Kalat e em partes do distrito de Quetta. Corpo branco com focinho e patas pretos, castanhos ou malhados. De tamanho médio, com 32-37 kg de peso. O rendimento médio de lã é de 2,4 kg por cabeça, com um diâmetro de fibra de 37 mícrones. Animais de baixa estatura, machos com chifres e nariz ligeiramente romano. A cauda, de gordura média, fica pendurada acima do jarrete. A produção média diária de leite é de 0,6 litros num período de lactação de cem dias (Khan *et al.*, 2003).

Ovelha de cauda gorda *Bibrik* encontrada em Sibi, Quetta e Loralai e no distrito de Zhob. O corpo é branco e a cabeça é preta, castanha ou malhada. É uma raça de tamanho médio, com 30-38 kg de peso. A cabeça e as orelhas são de tamanho pequeno a médio. Os machos têm cornos curvos e a cauda gorda é curta e larga (Khan *et al.*, 2003).

O Harnai é uma raça de ovinos de cauda gorda encontrada nos distritos de Sibi, Quetta, Loralai e Zhob. O corpo é branco e a cabeça é manchada de preto, bronzeado ou castanho, manchas que também se encontram ocasionalmente nos joelhos/quadris e nos membros inferiores. Raça de tamanho médio, com 31-38 kg de peso. A produção anual de lã é de 2 kg por cabeça, com um diâmetro de fibra de 31 microns. A cabeça é de tamanho pequeno a médio, as orelhas são de tamanho médio, o ventre é um pouco pendular e a cauda é de gordura média (Khan *et al.*, 2003).

A raça ovina *Rakhdhani* encontra-se nas regiões de Kharan, Makran, Chaghi e Kalat. Uma parte desta raça encontra-se também em Rakhshan, daí o seu nome. O corpo é frequentemente branco, mas ocasionalmente pode ser preto ou castanho. O tamanho médio do corpo é de 29-34 kg. Cabeça e orelhas pequenas a médias, ventre um pouco pendular e cauda média e gorda. A produção média diária de leite é de 0,7 litros durante um período de lactação de 100 dias (Khan *et al.*, 2003).

Ovelha *Gojal* encontrada no vale do Hunza e nas zonas setentrionais adjacentes. O corpo é branco com manchas castanhas ou pretas, a cabeça, o focinho e as orelhas são maioritariamente castanhos ou castanhos e têm um anel castanho à volta dos olhos, as orelhas são pequenas e erectas, os machos são maioritariamente chifrudos e as patas são pequenas. O tamanho médio do corpo é de 27-32 kg (Khan *et al.*, 2003).

As ovelhas *Kohai* são criadas principalmente para a produção de carne de carneiro. Encontram-se em Ghizar, zona montanhosa ao longo do rio Kohai, que se estende de Gilgit a Chatorkhand. Corpo branco com cabeça castanha e patas castanhas ou pretas. Tamanho médio do corpo de 31- 35 kg. Orelhas de tamanho pequeno, posição erecta, sem chifres, pernas curtas e cauda muito pequena e gorda (Khan *et al.*, 2003).

Ovelha *Pahari* encontrada nos distritos de Mirpur e Muzaffarabad, em Azad Kashmir. Corpo branco com manchas ocasionais de cor bronzeada, castanha ou preta. Cabeça de cor bronzeada, castanha ou preta. Raça de tamanho médio, com um peso médio de 32-34 kg. Cabeça média sem cornos, cauda pequena e gorda pendurada acima do jarrete (Khan *et al.*, 2003).

Diversidade genética

A diversidade genética tem amplas dimensões no domínio da genética. Com a ajuda da diversidade genética, a ecologia evolutiva da população pode ser analisada. Os alelos que afectam a capacidade de sobrevivência do organismo no seu habitat podem ser facilmente identificados através do estudo genético. A partir de estudos posteriores, é possível conhecer o seu habitat mais diversificado. Estes fenómenos apoiam a base da seleção natural (Hacken J. 1984).

Cada espécie tem um número diferente de genes ao longo de todo o ADN. No entanto, a caraterística observável proporcional do organismo não equivale ao número de genes que os organismos têm. Por exemplo, os genomas das plantas e mesmo dos invertebrados são maiores do que os genomas humanos e ainda mais pequenos do que o genoma do arroz indiano. Devido à qualidade excecional do genoma humano, um único gene controla mais proteínas do que outros organismos (Yu.J *et al.,* 2002).

A diversidade genética existe nos organismos devido às formas variantes das proteínas sintetizadas por diferentes cadeias de aminoácidos. Estas proteínas são utilizadas no desenvolvimento das caraterísticas anatómicas e fisiológicas dos organismos. Na síntese de proteínas, cada gene codifica um aminoácido específico que se junta a outros para formar uma cadeia de proteínas. Quando ocorre uma ligeira variação nas sequências nucleotídicas dos alelos, obtém-se uma cadeia de proteínas diferente (Robin, 2001).

Uma população grande tem maior diversidade de alelos do que uma população pequena. Por conseguinte, há uma maior probabilidade de novas combinações de genes num grande conjunto de genes e, consequentemente, surgirão maiores potenciais de evolução. Estes organismos com grande diversidade de alelos adaptar-se-ão facilmente a uma variedade de condições ambientais. As pequenas populações, com genes limitados, têm um carácter homogéneo e raramente enfrentam a pressão de um ambiente flutuante. Geralmente, são mais homogéneas do ponto de vista anatómico e fisiológico do que as grandes populações. A variação genética e a variação genotípica têm os mesmos termos. O genótipo refere-se aos genes que se encontram no cromossoma do ADN e que apresentam variações na sua constituição genética, pelo que também se pode designar por variação genotípica. No entanto, a caraterística externa de um organismo é a sua variação genotípica. Esta variação na coloração da população da cobra de água do norte, Nerodiasipedon, é referida por algumas pessoas como variação genética (Harrison, 1996).

Enquanto os genes expressam em maior medida os traços físicos dos organismos, o ambiente também influencia bastante o carácter fenotípico de um organismo. O fenótipo de um organismo resulta da constituição genética e da sua estreita coordenação com o ambiente. A variação fenotípica dos organismos, tal como a variação das caraterísticas anatómicas, bioquímicas e fisiológicas dos organismos, é designada por diversidade fenotípica. O instinto comportamental é adquirido por um organismo a partir do seu ambiente. A interação com o meio ambiente permite-lhe aprender muitas coisas e, assim, estimular o seu comportamento. O comportamento migratório de algumas aves e a especificidade do hospedeiro do parasita são alguns dos casos em que os organismos tentam utilizar o seu ambiente para satisfazer as suas necessidades fisiológicas. Assim, a variação comportamental também pode ser aplicada para descrever a diversidade fenotípica entre espécies. Estas variações genéticas são, nalguns casos, bastante óbvias, como é o caso da população e das subespécies da gaivota (Larusargentatus) e, noutros casos, muito reduzidas, como é o caso da gaivota de dorso negro (Larusfuscus), podendo as suas diferenças ser visualizadas através de uma ligeira diferença de coloração. Nalguns casos é difícil de observar (Williams e Humphries. 1996).

A diversidade genética pode ser definida de várias formas. A variação dos nucleótidos, dos genes, dos cromossomas ou de todo o genoma dos organismos é designada por diversidade genética. Os quatro componentes básicos do ADN (desoxirribo nucleico) (adenina, guanina, timina e citocina) criam a diversidade genética nos organismos a nível molecular através de diferenças nas sequências destes nucleótidos. Estas variações nos nucleótidos estão confinadas a uma secção discreta dos cromossomas chamada genes e cada gene consiste numa porção hereditária que ocupa um lugar específico do cromossoma no ADN. Cada gene é uma parte hereditária que ocupa um lugar específico do cromossoma no ADN e que controla o carácter de um organismo. A variação existe em qualquer organismo. Pode haver variação em cada gene, entre dois (ou mais) alelos. A variação resulta de uma mutação num dos alelos ou da reprodução sexual. Na reprodução sexuada, os pais contribuem com alelos ligeiramente diferentes para a descendência quando ocorre migração ou hibridação. A variação ocorreu devido à representação de organismos quase de populações diferentes. Outras variações podem ocorrer devido ao cromossoma que é copiado pela descendência após a fertilização. Estes genes podem ser trocados num processo chamado recombinação sexual. A evolução de novos caracteres pode ser observada nos organismos devido à mutação inofensiva e à recombinação sexual (Hanken J. 1984).

Diversidade genética de diferentes raças de ovinos

A raça ovina Hazargie, presente no centro do Afeganistão, foi caracterizada geneticamente com recurso a 31 marcadores SSR. Destes, 27 marcadores foram totalmente amplificados. Estes resultados revelam um total de 170 alelos. O alelo médio por locus seria de 6,296, de 2 (oarcp 34) a 11 (BM 1329). A média de alelos efectivos foi de 4,394, tendo cada locus uma riqueza de 3,584. A heterozigotia esperada foi de (0,772), mas a heterozigotia da população foi superior (0,825). A heterozigotia média global foi de 0,757 com uma diversidade genética de (0,722). Entre os loci, a estimativa de consanguinidade na população foi de - 0,069. O conteúdo de informação do polimorfismo PIC foi de (0,534) e o índice de informação shaman foi de (1,581) (Askar *et al.,* 2011).

Foram aplicados 11 marcadores microssatélites específicos de ovinos a raças de ovinos romenas (Botosani karakul, Karabash, Palas, Milikine e palas). Verificou-se um elevado grau de diversidade alélica e genética nestas 4 raças. Entre elas, a Botosani karakul apresenta um maior número de alelos médios (11,6). O valor PIC na raça de leite Polas foi elevado (0,83) e, entre as raças, a diferenciação genética foi baixa mas significativa (0,82) (Steliana *et al.,* 2010).

Na raça Ganjam do estado de Orissa, na Índia, foram aplicados um total de 25 marcadores de microssatélites. Foram detectados 137 alelos, que foram objeto de um estudo aprofundado. A diversidade genética foi de (0,685), a heterozigotia média observada foi de (0,63) e a diversidade alélica foi de (5,48). Foi encontrada uma estimativa baixa de consanguinidade na raça ovina Ganjam (0,087) (Arora *et al.,* 2010).

Kumarasamy *et al.,* 2009 estuda 27 marcadores microssatélites recomendados pela FAO. Nestes, os loci observados variam de 3-8 com uma média de 6,88. A frequência de alelos foi de 5 (41%) e a menor frequência de alelos foi de 3, 7 e 8 (7%), sendo o tamanho dos alelos de 72-220 pb. Foi observado um total de 143 alelos. O PIC varia entre 0,3966 e 0,0809. O PIC mostra claramente que 93% destes marcadores têm um valor superior a 0,5, o que sugere que estes marcadores podem ser utilizados eficazmente na caraterização molecular e na diversidade genética.

A província noroeste do Paquistão Khyber Pakhtunkhwa; três raças ovinas autóctones Hashtnagri, Balkhi e Michni, utilizando marcadores SSR, efectuaram a sua caraterização genética. Foi observado um total de 119 alelos, com uma média de 3,8 (2-8) alelos por locus. Michni tem uma diversidade genética elevada (0,561). Foi observado um total de 12 alelos únicos nos estudos efectuados entre as três raças de ovinos. A maioria dos loci estava a desviar-se do Equilíbrio de Hardy Weinberg e, em Michni, a heterozigotia era de (0,522) (Ibrahim M. 2009).

Foram estudadas cinco raças de ovinos iranianas: Sanjabi, KordiKordistan, KordiKorasan. Mehraban e Moghani foram estudadas para determinar as diferenças genéticas dentro de cada raça e entre raças. Foram utilizados marcadores de microssatélites (McMA2, McMA26, MAF64, oarAE64, oarCP26 e OARFCB304) para avaliar a variação genética entre elas. Em todas as populações foi encontrado um desvio do equilíbrio de Hardy-Weinberg esperado ($p < 0.005$). A distância mais curta foi registada entre Kodikordistan e KoordiKorasan (0,234) e a mais elevada entre as raças de ovinos Sanjabi e Moghani (0,388) (Khanian e Banabazi, 2006).

Cento e sessenta e um indivíduos de sete raças portuguesas de ovinos analisaram as regiões de controlo do mtDNA para estudar a variabilidade genética. Foi encontrada uma elevada diversidade genética (0,985). A distância genética em pares foi calculada para encontrar semelhanças e diferenças entre as populações ovinas portuguesas. (Pereira *et al.*, 2006).

Catorze microssatélites de 222 indivíduos não aparentados pertencentes a sete raças ovinas autóctones espanholas. A Rubia Del Molar e a Black faced Latxa têm o menor número de alelos (5,4) e (6,6). O valor mais elevado de parentesco foi encontrado nas raças Merino e Xalda (0,40) e (0,37), respetivamente, enquanto a Del Molar apresentou o valor mais baixo (0,31). A raça Merino apresentou a maior distância alélica partilhada. Na Rubia Del Molar e na Churra, a distância alélica partilhada é de 0,507 e 0,591, respetivamente (Alveraz *et al.*, 2005).

As raças ovinas indianas Nali e Cholka são raças de cauda fina que se encontram nas regiões áridas e semi-áridas da província do noroeste da região. Foram caracterizadas para conhecer a variabilidade genética destas raças de lã de tapete de face castanha. Foram utilizados vinte e cinco marcadores SSR. A variabilidade destas raças apresenta uma diversidade alélica de Nali (5,520), Cholka (5,320) e uma diversidade genética de 0,651 e 0,657, respetivamente. A estimativa da diferenciação genética foi de 0,083. A estimativa de alelos partilhados foi de 70,4% e a distância genética de Nei foi de 0,229 e a DA foi de 0,168. Verificou-se um elevado nível de consanguinidade e um elevado nível de homogeneidade genética na população ovina ($p<0,05$) (Sodhi *et al.*, 2006).

Foram caracterizadas três raças ovinas autóctones da Grécia, nomeadamente Argos, Lesbos e Chios. A heterozigotia média observada nas ovelhas de Argos foi de 0,612 e 0,070 e a heterozigotia esperada foi de 0,711 e 0,062. Em Lesbos, a heterozigotia observada é de 0,648 e 0,062 e a heterozigotia esperada é de 0,760 e 0,031, respetivamente. Para Chios, a heterozigotia observada e esperada é de 0,590, 0,047 e 0,617, 0,045, respetivamente. Foi revelado que a heterozigotia de Hardy-Weinberg esperada era inferior à heterozigotia observada. Mas não há diferenças significativas em cada raça ou entre raças. Existe um valor elevado de diferenciação genética na raça Argos. O valor foi muito baixo nas raças Lesbos e Chios (2,7 e 3%, respetivamente) (Bizelis *et al.*, 2005).

Foram examinadas as relações genéticas entre ovelhas gregas de cauda semi-gorda e duas raças de ovelhas estrangeiras. Entre Argos e Lesbos existe uma distância menor (0,0496) e maior entre as raças estrangeiras (0,1282). Estas distâncias genéticas foram calculadas com a ajuda de dendogramas, através dos métodos de união de vizinhos e UPGMA. A partir destes cálculos, descobriu-se que as raças Argos e Lesvos estão fortemente relacionadas entre si como em comparação com outras raças (Koutsouli *et al.*, 2005).

Foram caracterizadas geneticamente sete ovelhas Merino da África do Sul. Estas raças são SA Merino, SA Mutton Merino, Landsheep, Leelle, Dohne e Afrino. O SA Merino apresenta um elevado número de alelos únicos. Foi encontrada uma distância genética elevada entre a SA Merino e a Mutton Merino, pelo que se pode concluir que são raças muito distintas entre si. As outras raças Afrino têm 25%, SA Merino 25%, Ronderib, Afrikaner têm 50% cada, o que sugere que existe uma relação estreita com SA Mutton Merino (Buduran, 2004).

No Norte de Espanha, foram recolhidos 238 indivíduos de diferentes raças de ovinos para determinar as relações e a sua contribuição genética na população. Foram utilizados 14 marcadores de microssatélites no estudo. De um a quatro destes marcadores desviaram-se do equilíbrio de Hardy Weinberg. Apenas nove marcadores estavam em equilíbrio de Hardy Weinberg. O marcador BM1818 esteve sempre em desequilíbrio de Hardy Weinberg em toda a população. A partir de todos os dados, a deficiência de heterozigotos na população foi de 0,061. A população Laxta tem a menor distância (0,019) e a Rubia Del Molar e outras raças têm o maior valor de distância, variando de 0,067 a 0,095 (Alvarez *et al.,* 2004).

Cento e um animais de dois tipos de raças de ovinos, 76% de Corriedale e 24% de Merino Australiano, foram examinados para conhecer a caraterização genética. Existem frequências alélicas significativamente diferentes entre elas, mas não se verificou uma subestruturação nas raças. A raça Corriedale tem três loci onde são possíveis alelos nulos. Existem marcadores altamente variáveis entre 7 e 15 alelos cada. O PIC variou de 0,63 a 0,87 e a probabilidade exclusiva de 0,39 a 0,754, com uma probabilidade exclusiva cumulativa de 99,98% (Tomasco *et al.,* 2002).

A relação genética das raças suíças foi calculada utilizando marcadores de microssatélites. O tipo selvagem Mufflon também foi objeto de ensaio. A partir de oito populações diferentes de 307 animais, incluindo ovinos, bovinos e caprinos, foi realizada uma série de reacções em cadeia da polimerase. Em cada população, a heterozigotia média é elevada nas raças domésticas (0,60-0,71) e no Mufflon é mais baixa (0,45). A diferenciação genética em todos os loci foi de 0,71, tendo sido analisada uma parte muito pequena da variabilidade em 31 loci de microssatélites, o que se deve à variabilidade entre raças (Stahlberger *et al.,* 2001).

A raça ovina Argali é originária da região de Pamir, de onde se espalhou para outras regiões através de duas vias de radiação. A população das 3 ovelhas Argali na região da Mongólia foi estudada para conhecer a sua estrutura genética. Foram utilizados a região de controlo do mtDNA e marcadores de microssatélites. Com a ajuda do mtDNA, surgiram duas linhagens evolutivas distintas, isto é, as populações de Altay e Hangay/ Gobi Oriental. As três populações são geneticamente distintas umas das outras, com igual diferenciação genética e fluxo genético. As ovelhas azuis anãs apoiaram-se num grupo monofilético a partir dos resultados do ADNmt, com uma média de 12,21% de sequências dissemelhantes das ovelhas azuis. Os intrões ZFY apresentam uma divergência de 0,15% entre a ovelha azul anã e a ovelha azul. Isto mostra que são muito distintas entre si (Feng, 2000).

Foram utilizadas seis ovelhas Merino para descobrir a relação genética entre elas. A heterozigotia variou entre 0,679 e 0,763 e a diversidade genética entre 0,686 e 0,774. Estes resultados foram muito próximos, com a espanhola e a portuguesa a apresentarem a variabilidade mais elevada. O Merino da Nova Zelândia, que está mais afastado da relação entre as raças ovinas do resto do mundo, isolado geograficamente, também apresentou um elevado grau de variabilidade (Diez *et al.*, 2000).

O tipo selvagem e a raça de ovinos domésticos foram examinados a partir de haplótipos de mtDNA da análise filogenética. Foram observados 20 tipos diferentes de haplótipos de mtDNA na população de 254 ovinos domésticos. Entre eles, 14 eram de ovelhas domésticas, três de Moufflon, dois de Argali e um de Urail. Dois dos mtDNA de Moufflon eram semelhantes; dois outros são semelhantes aos haplótipos *de O.aries* que foram encontrados em Merino- landschaf e Rhoenschaf. Os ovinos domésticos africanos eram idênticos a dois haplótipos de *(O.aris* I e g) que foram detectados em ovinos europeus; dois indivíduos de O. *ammon nigrimontana* e *O.vignei* não apresentavam dissemelhanças específicas (Hiendleder *et al.*, 1998).

Método de análise de dados

Após a conclusão da recolha de dados, os resultados foram testados quanto à presença de parentes próximos na amostra, utilizando o software kinship (Queller, 1998).

O software Genetix 4.02 analisaria os dados da matriz de ficheiros construída (Belkhair *et al.*, 1996). Este programa calcula vários parâmetros básicos da genética, como o D e o H de Nei e a estatística F de Wrights, utilizando as estimativas de Weir-cockerhams. Além disso, foi utilizado o formato de ficheiro GENETIX para a análise, utilizando o software Gene class para o teste de atribuição, a análise de estrangulamento e a probabilidade de redução da dimensão da amostra (Cornvet *et al.*, 1999). O formato de ficheiro GENEPOP converte o ficheiro de dados pelo programa GENETIX utilizado no software 1.0 da população (Raymond e Rousset. 1995).

Análise da variação genética

Fornecer informações sobre a heterozigotia e a variação alélica e quantificá-las. As diferenças alélicas são o sinal da diversidade genética, que se expressa matematicamente da seguinte forma

$$\hat{X}_i = \frac{(2n_{ii} + \sum_{j \neq i} n_{ij})}{2n}$$

Onde Xi é a frequência genética, n representa o número de indivíduos na amostra, n_{ii} e n_{ij} representam o número de genótipos A_{ii} e A_{ij}, respetivamente (Nei, 1987).

A riqueza alélica é outro componente da diversidade genética, muito sensível ao tamanho da amostra e pode ser calculada como

$$n_a = \frac{\sum_i n_{ai}}{r}$$

Onde n_{ai} é o número de alelos no i-ésimo locus e r é o número total de loci (Nei, 1987)

A heterozigotia da população é uma estimativa útil e generalizada da diversidade genética. Em termos do mesmo locus, a frequência do indivíduo heterozigoto dá a heterozigotia observada (ho)

Nei, em 1987, formulou a heterozigotia esperada de estimativa não enviesada a partir do tamanho da amostra.

A heterozigotia esperada (he) num locus pode ser estimada a partir da fórmula.

Onde n é o número de indivíduos e Xi a frequência do alelo Ai (Nei, 1987).

No caso de loci múltiplos, a heterozigotia observada (ho) e a heterozigotia esperada (HE) serão calculadas a

$$\hat{he} = \frac{2n(1-\sum \hat{x}_i^2)}{(2n-1)}$$

partir do valor médio de um único locus.

F. Estatísticas

Os índices de fixação FIS, FIT e FST são utilizados na variabilidade genotípica num nível de amostra total (T), amostras (S) e indivíduos (I). Estes índices são úteis na estrutura de reprodução da amostra. Cada subpopulação nas frequências genotípicas não segue necessariamente o equilíbrio de Hardy Weinberg. Estes três coeficientes F estão inter-relacionados da seguinte forma

$$1-F_{IT} = (1-F_{ST})(1-F_{IS})$$

Ou

$$F_{ST} = \frac{F_{IT} - F_{IS}}{1-F_{IS}}$$

FIS é a correlação entre alelos homólogos dentro do indivíduo em relação às amostras. Ao nível da subpopulação, mede a eficiência da consanguinidade dos indivíduos e a magnitude do desvio do equilíbrio de Hardy Weinberg e é apresentado na seguinte fórmula

$$F_{IS} = \frac{H_S - H_O}{H_S}$$

O AJUSTE é a correlação correspondente aos alelos na amostra total entre os indivíduos, tanto para a consanguinidade como para o efeito da subdivisão da amostra. Mede a quantidade de desvio da amostra total em relação ao equilíbrio de Hardy Weinberg e é expressa pela fórmula

FST é a medida da diferenciação genética da amostra. Na amostra total, determina a consanguinidade e é

$$F_{IT} = \frac{H_T - H_O}{H_T}$$

expressa pela fórmula

Onde

$$F_{ST} = \frac{H_T - H_S}{H_T}$$

HO= Heterozigotia MÉDIA observada da amostra.

Hs=Heterozigotia MÉDIA esperada na amostra

HT= Heterozigotia MÉDIA da amostra total

(Hedrick. 2001, Nei. 1987, Kumar *et al.,* 2006).

Procedimento de análise de estrangulamento

O software conhecido como bottleneck para descobrir a probabilidade de ocorrência na amostra em causa. Baseia-se na hipótese de que, quando as amostras sofrem uma redução da sua dimensão efectiva, a diversidade alélica (HE) é reduzida mais rapidamente do que a heterozigotia (HO). O programa utiliza diferentes frequências alélicas a partir dos dados fornecidos. Num dado tamanho de amostra (n), sob o pressuposto de equilíbrio da deriva de mutação, a distribuição da heterozigotia esperada nos alelos observados (K) é calculada para cada amostra e para cada locus. A distribuição é obtida através do processo de n genes sob três modelos de mutação, o IAM (modelo de alelos infinitos), o TPM (modelo de duas fases) e o SMM (modelo de mutação por etapas). O IAM e o SMM são utilizados em percentagens diferentes na simulação utilizando a distância genética ou abordagens Bayesianas. Uma vez que todos os loci 18 numa amostra foram processados, são efectuados três testes estatísticos (teste do sinal, teste de Wilcoxon e teste da diferença padronizada) para cada modelo de mutação. O TPM, juntamente com o Bayesiano e o Wilcoxon, foi empregue para testar os resultados após a colocação dos dados (Cornuet, 1996).

Tabela 1: Listas dos métodos de análise estatística aplicados e do software utilizado
Estes testes estatísticos são apresentados (entre parêntesis abaixo)

1. Exclusão de um dos parentes (Parentesco 1.1)
2. Diversidade alélica e diversidade genética (Genetix 4.02)
3. Estatística F (Genetix 4.02, arlequin 2.001)
4. Análise de variância molecular (Arlequin 2.001)
5. Distância genética e construção de árvores de vizinhança (população)
6. Teste de avaliação (aula de Genética)
7. Análise de componentes principais (NTSYSpc)
8. Teste de Mantel (Arliquin)
9. Ensaio de estrangulamento (Bottleneck)

Tabela 2: Os endereços das páginas Web para estes softwares são

Parentesco 1.3.1	http://www.gsoftnet.us/GSoft.html
Genetix 4.02	http: //www.univ-montp2.fr/~genetix/genetix.htm
Arlequim 2.001	http://anthropologie.unige.ch/arlequin/
Populações	http://www.pge.cnrs-gif.fr/bioinfo/wini386/samples.exe
Classe de genes	http://www.ensam.inra.fr/URLB/
NTSYSpc	http://www.exetersoftware.com/cat/ ntsyspc/ntsyspc
Gargalo	http: /www.ensam.inra.fr/URLB/

CAPÍTULO-3
MATERIAIS E MÉTODOS

Colheita de sangue para isolamento de ADN

Os animais pertencentes a uma raça pura de ovelhas *Kutta* foram selecionados no seu meio de criação para a colheita de sangue. Foram colhidos aleatoriamente três mililitros de sangue de cada indivíduo. Para o efeito, a veia jugular foi puncionada com uma seringa descartável e o sangue foi transferido para um recipiente de vácuo rotulado. Antes do isolamento do ADN, as amostras foram cuidadosamente colocadas num frigorífico a uma temperatura de -20 °C.

Separação do ADN genómico do sangue

Foi seguido um protocolo normalizado para o isolamento do ADN genómico do sangue total. O procedimento de extração com fenol-clorofórmio foi realizado juntamente com um tampão de extração de ADN que continha SDS (20%), NaCl (400 mM), base Tris (100 mM) e EDTA (100 mM).

Reação em cadeia da polimerase

Foram efectuados 15 micro litros de volume de reação de cada reação de PCR com 100 ng de ADN genómico total, 0,25 μM de marcadores forward e reverse, 200 μM de dNTP, 1 X tampão de PCR (Fermentas), 1,5 mM de MgCh e 1,0 unidade de Taq DNA polimerase. A condição de amplificação foi adaptada; uma desnaturação inicial a 94 °C, seguida de 30 ciclos, cada um consistindo num passo de desnaturação de 1 minuto a 94 °C, um passo de recozimento de 1 minuto e um passo de extensão de 2 minutos a 72 °C. O último ciclo foi seguido de 10 minutos de extensão a 72 °C. Todas as reacções de amplificação foram efectuadas com o termociclador programável Gene Amp PCR System 2700 (Applied Biosystem). Para cada amostra de ADN, foram aplicados 31 marcadores SSR específicos de ovinos (quadro 3). Para cada iniciador, a temperatura de recozimento foi ajustada em conformidade. No total, foram efectuadas 650 reacções na máquina de PCR. O produto da PCR foi analisado num gel de poliacrilamida a 10% juntamente com uma escada de ADN de 1 Kbp. O gel foi corado em

O gel foi corado com solução de brometo de etídio durante vinte minutos e depois visualizado sob luz UV.

As bandas de cada alelo foram classificadas manualmente a partir do gel.

Quadro 3: Marcadores SSR específicos para ovinos recomendados pela FAO e respectivas sequências de iniciadores.

S/Não	Nome	Sequência do iniciador Avançar Reverso	Temperatura de recozimento	Número do cromossoma	Diversidade estudada
1	1 MAF65	AAAGGCCAGAGTATGCAATTAGGAG CCACTCCTCCTGAGAATATAACATG	60°C	15	Arranz *et al.*, 1998, 2001 Saitbekova *et al.*, 2001
2	2OarFCB193	TTCATCTCAGACTGGGATTCAGAAAGGC GCTTGGAAATAACCCTCCTGCATCCC	54°C	11	Saitbekova *et al.*, 2001
3	3OarJMP29	GTATACACGTGGACACCGCTTTGTAC GAAGTGGCAAGATTCAGAGGGGAAG	56°C	24	Saitbekova *et al.*, 2001 Sodhi *et al.*, 2006
4	4OarJMP58	GAAGTCATTGAGGGGTCGCTAACC CTTCATGTTCACAGGGTCAGGG	58°C	26	Lumsden *et al.*, 1996 Qanbari *et al.*, 2007
5	5OarFCB304	CCCTAGGAGCTTTCAATAAAGAATCGG CGCTGCTGTCAACTGGGTCAGGG	56°C	19	Tapio *et al.*, 2005 Pariset *et al.*, 2003 Diez-Tascon *et al.*, 2000
6	6BM8125	CTCTATCTGTGGAAAAGGTGGG GGGGGTTAGACTTCAACATACG	50°C	17	Tapio *et al.*, 2005 Sodhi *et al.*, 2006
7	7OarFCB128	ATAAAGCATCTTCTCTTTATTTCCTCGC CAGCTGAGCAACTAAGACATACATGCG	55°C	2P	Tapio *et al.*, 2005 Diez-Tascon *et al.*, 2000
8	8OarCP34	GCTGAACAATGTGATATGTTCAGG GGGACAATACTGTCTTAGATGCTGC	50°C	3P	Tapio *et al.*, 2005 Saitbekova *et al.*, 2001 Diez-Tascon *et al.*, 2000
9	9OarVH72	GGCCTCTCAAGGGGCAAGAGCAGG CTCTAGAGGATCTGGAATGCAAAGCTC	57°C	25	Tapio *et al.*, 2005 Sodhi *et al.*, 2006
10	10OarHH47	TTTATTGACAAACTCTCTTCCTAACTCCACC GTAGTTATTTAAAAAAATATCATACCTCTTAAG	58°C	18	Pariset *et al.*, 2003 Sodhi *et al.*, 2006

S/Não	Nome	Sequência do iniciador Avançar Reverso	Temperatura de recozimento	Número do cromossoma	Diversidade estudada
11	11DYMS1	AACAACATCAAACAGTAAGAG CATAGTAACAGATCTTCCTACA	59°C	20	
12	12SRCRSP1	TGCAAGAAGTTTTTCCAGAGC ACCCTGGTTTCACAAAAGG	54°C	Desconhecido	
13	13SRCRSP5	GGACTCTACCAACTGAGCTACAAG GTTTCTTTGAAATGAAGCTAAAGCAATGC	56°C	21	Arevalo *et al.*, 1994
14	14SRCRSP9	AGAGGATCTGGAAATGGAATC GCACTCTTTTCAGCCCTAATG	55°C	12	
15	15MCM140	GTTCGTACTTCTGGGTACTGGTCT GTCCATGGATTTGCAGAGTCAG	60°C	6	
16	16MAF33	GATCTTTGTTTCAATCTATTCCAATTTC GATCATCTGAGTGTGAGTATATACAG	60°C	9	Arranz *et al.*, 1998 Arranz *et al.*, 2001
17	17MAF209	GATCACAAAAAGTTGGATACAACCGTGG TCATGCACTTAAGTATGTAGGATGCTG	63°C	17	Saitbekova *et al.*, 2001 Diez-Tascon *et al.*, 2000
18	18INRA63	ATTTGCACAAGCTAAATCTAACC AAACCACAGAAATGCTTGGAAG	58°C	14	Ihara *et al.*, 2004 Vaiman e Mercier, 1994
19	19OarFCB02	AAATGTGTTTAAGATTCCATACAGTG GGAAAACCCCCATATATACCTATAC	56°C	2q	Saitbekova *et al.*, 2001 Diez-Tascon *et al.*, 2000
20	20BM1329	TTGTTTAGGCAAGTCCAAAGTC AACACCGCAGCTTCATCC	50°C	6	
21	21MAF214	GGGTGATCTTAGGGAGGTTTTGGAGG AATGCAGGAGATCTGAGGCAGGGACG	58°C	16	Pariset *et al.*, 2003 Saitbekova *et al.*, 2001 Diez-Tascon *et al.*, 2000
22	22ILSTS11	GCTTGCTACATGGAAAGTGC CTAAAAGTCAGAGCCCTACC	55°C	9	Pariset *et al.*, 2003
23	23MCM527	GTCCATTGCCTCAAATCAATTC AAACCACTTGACTACTCCCCAA	58°C	5	Pariset *et al.*, 2003 Hulme *et al.*, 1994
24	24OarFCB226	CTATATGTTGCCTTTCCCTTCCTGC GTGAGTCCCATAGAGCATAAGCTC	60°C	2	
25	25ILSTS28	TCCAGATTTTGTACCAGACC GTCATGTCATACCTTTGAGC	53°C	3	Pariset *et al.*, 2003
26	26MAF70	CACGGAGTCACAAAGAGTCAGACC GCAGGACTCTACGGGGCCTTTGC	60°C	4	Arranz *et al.*, 1998, 2001

S/Não	Nome	Sequência do iniciador Avançar Reverso	Temperatura de recozimento	Número do cromossoma	Diversidade estudada
					Saitbekova *et al.*, 2001
27	27BM1824	GAGCAAGGTGTTTTTCCAATC CATTCTCCAACTGCTTCCTTG	58°C	1q	Diez-Tascon *et al.*, 2000 Bishop e Kappes, 1994
28	28OarAE129	AATCCAGTGTGTGAAAGACTAATCCAG GTAGATCAAGATATAGAATATTTTTCAACACC	54°C	5	Tapio *et al.*, 2005 Saitbekova *et al.*, 2001
29	29HUJ616	TTCAAATACACATTGACAGGG GGACCTTTGGCAATGGAAGG	54°C	13	Sodhi *et al.*, 2006
30	30OarCP38	CAATTTGGTGCATATTCAAGGTTGC GCAGTCGCAGCAGGCTGAAGAGG	52°C	10	Saitbekova *et al.*, 2001
31	31 ILSTS5	GGAAGCAATGAAATCTATAGCC TGTTCTGTGAGTTTGTAAGC	55°C	7	Pariset *et al.*, 2003

Análise estatística

A variação em diferentes marcadores SSR entre *Kutta* puros foi analisada utilizando diferentes programas informáticos. O padrão de bandas de cada genótipo individual foi avaliado manualmente a partir do padrão de bandas PAGE. A heterozigotia observada e esperada, o número efetivo de alelos, o número observado de alelos, as frequências dos alelos (Nei, 1972) e o desequilíbrio de ligação entre várias combinações de loci foram calculados utilizando o software POPGENE versão 1.32 (Yeh *et al.*,1999). Utilizando o programa FSTAT versão 2.9.3.2 (Goudet, 2001) foi calculada a riqueza alélica, as estimativas de consanguinidade e em diferentes loci para calcular a diversidade genética. Utilizando o GENEPOP versão 4.0 (Raymond e Rousset, 1995), foram calculadas as frequências dos alelos nulos. Para cada locus, foi calculada a informação sobre polimorfismo (PIC) com a ajuda da fórmula concebida por (Botstein *et al.*, 1980), na qual foram introduzidos os dados relativos à frequência alélica.

$$PIC = 1 - \sum_{i=1}^{n} P_i^2 - 2\left[\sum_{i=1}^{n-1} \sum_{j=i+1}^{n} P_i^2 P_j^2\right]$$

CAPÍTULO-4
RESULTADOS

Foram selecionadas aleatoriamente vinte e uma raças diferentes de ovelhas verdadeiras *da raça Kutta* a partir da sua área de criação. Para caraterizar a população a nível molecular, foram analisadas amostras de sangue dos indivíduos selecionados para 31 marcadores SSR no Instituto de Biotecnologia e Engenharia Genética da Universidade Agrícola de Peshawar. O nível de diversidade genética encontrado na população *Kutta* do vale do Swat é o seguinte

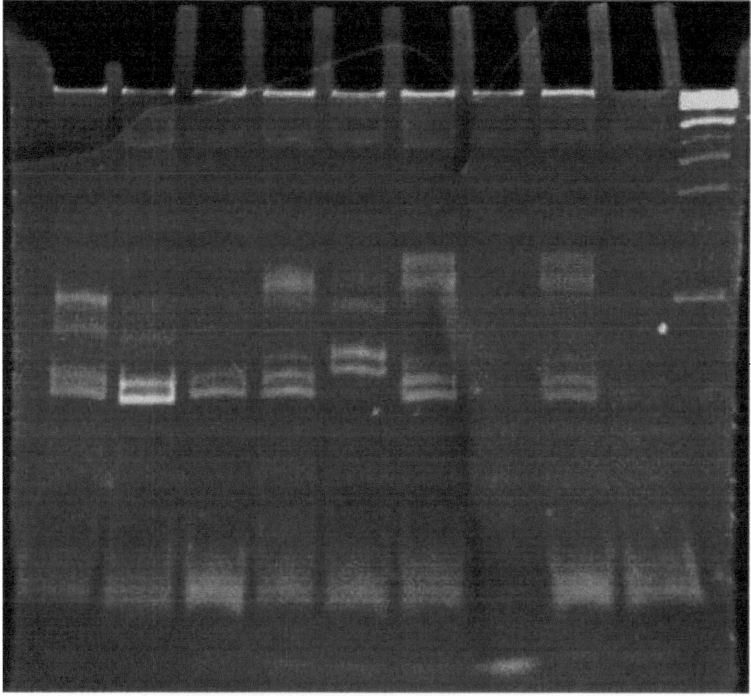

Figura 1 Padrão de bandas do marcador OARJMP58 em ovinos da *raça Kutta*.

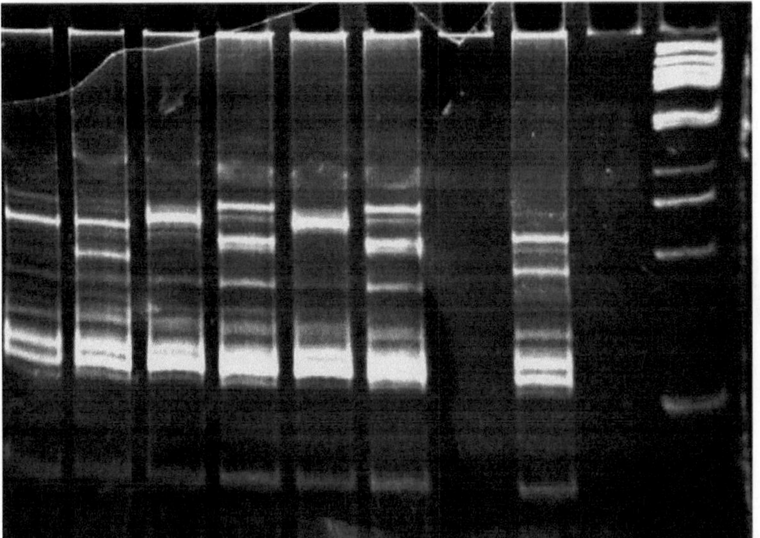

Figura 2 Padrão de bandas do marcador ILSTS5 em ovinos da *raça Kutta*.

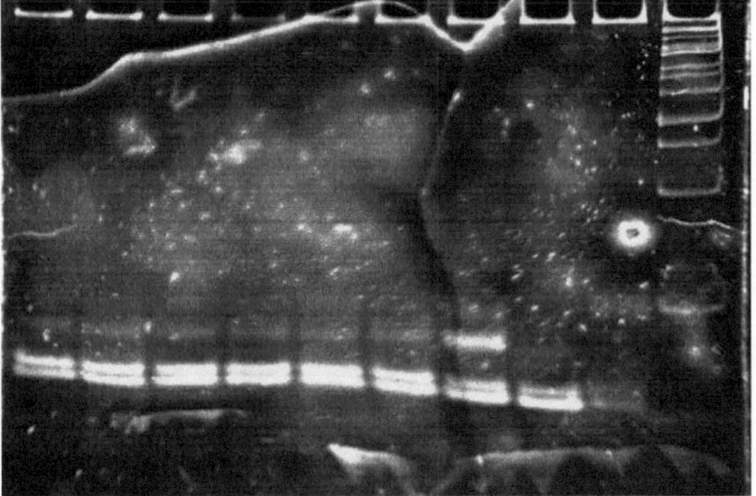

Figura 3 Padrão de bandas do marcador SRCRSP1 em ovinos da *raça Kutta*.

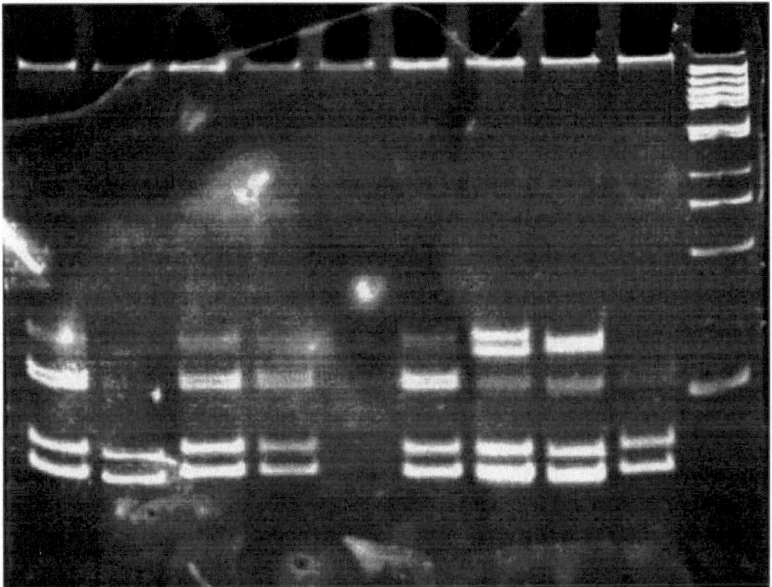

Figura 4 Padrão de bandas do marcador MCM527 em ovinos da *raça Kutta*.

Número de alelos

Foi examinado um total de 151 alelos diferentes em 23 loci polimórficos, dos quais 109,3 eram alelos efectivos em todos os loci, com uma média de 6,565 e 4,766, respetivamente, na população de *Kutta*. O número observado de alelos (Na) variou de 4 nos seguintes primers (BM1824), (HUJ616) e (OARVH 72) a 9 em (OARJMP58), enquanto o número efetivo de alelos (Ne) foi muito inferior a (Na), variando de 2,348 em (OARFCB226) a 7,606 em (MAF70). O valor do índice de informação de Shannon (I) variou de 1,103 no primer (BM1824) a 2,108 no primer (MAF 70), com uma média de 1,645.

Heterozigotia

O genótipo para um único locus, quando expressa funções diferentes, é conhecido como heterozigoto e o fenómeno é conhecido como heterozigotia. A heterozigotia média geral foi de 0,767, variando entre 0,574 em (OARFCB226) e 0,868 no primer (MAF70). A heterozigotia observada em diferentes loci foi diferente, variando entre 0,222 em (OARFCB226) e 1 nos seguintes primers (ILSTS5, SRCRSP1, MAF70 e MCM527), conforme indicado na Tabela 4. A heterozigotia esperada, por outro lado, variou de 0,590 em (OARFCB226) a 0,900 no primer (SRCRSP9).

Na população de *Kutta*, a heterozigotia observada (0,797) foi quase semelhante à heterozigotia esperada (0,798). Em cerca de oito loci, a heterozigotia esperada excedeu a heterozigotia observada, ou seja, no primer (SRCRSP9, OARJMP58, INRA063, SRCRSP5, OARFCB304, BM1824, ILSTS11 e ILSTS28).

Tabela 4: Tamanho da amostra, número de alelos observados e efectivos, índice de informação de Shannon, heterozigotia observada, esperada e média em 23 loci de microssatélites em ovinos *Kutta*.

Locus	Tamanho da amostra	Na	Ne	I	Ho	Ele	Hav
SRCRSP9	8	8	6.400	1.960	0.625	0.900	0.844
MAF214	19	7	5.014	1.734	0.842	0.822	0.800
OARCP38	11	8	6.368	1.933	0.818	0.883	0.843
INRA063	8	6	4.129	1.560	0.750	0.808	0.758
SRCRSP5	12	8	6.698	1.969	0.583	0.888	0.850
ILSTS5	12	7	3.600	1.536	1.000	0.754	0.722
OARFCB304	17	8	6.084	1.903	0.706	0.861	0.836
OARFCB128	19	7	4.126	1.633	0.947	0.778	0.758
DYMS1	18	7	5.734	1.826	0.944	0.849	0.826
OARCP34	20	7	5.063	1.766	0.900	0.823	0.802
BM8125	19	5	4.057	1.496	0.895	0.774	0.753
BM1824	8	4	2.509	1.103	0.500	0.641	0.602
OARJMP58	19	9	6.623	2.010	0.947	0.876	0.849
SRCRSPI	17	7	4.313	1.616	1.000	0.791	0.768
MAF70	16	9	7.606	2.108	1.000	0.895	0.868
MCM527	19	7	5.429	1.779	1.000	0.838	0.816
ILSTS11	18	8	5.268	1.795	0.611	0.833	0.810
ILSTS28	15	6	4.500	1.603	0.800	0.805	0.778
BM1329	20	5	4.324	1.539	0.950	0.788	0.769
HUJ616	5	4	2.778	1.168	0.800	0.711	0.640
MAF209	16	5	3.160	1.370	0.687	0.706	0.684
OARFCB226	18	5	2.348	1.133	0.222	0.590	0.574
OARVH72	10	4	3.226	1.275	0.800	0.726	0.690
MEIO	15	6.565	4.766	1.645	0.797	0.798	0.767

Legenda: Na = número de alelos observados, Ne = número de alelos efectivos, I = índice de informação de Shannon, Ho = heterozigotia observada, He = heterozigotia esperada, Hav = heterozigotia média.

Quadro 5: Tamanho do alelo, diversidade genética, riqueza alélica, estimativa de consanguinidade, conteúdo de informação de polimorfismo e valor P de HWE em 23 loci de microssatélites em ovinos *Kutta*.

Locus	Tamanho da amostra	Na	Gdiv	AR	Peixe	PIC	HWE P
SRCRSP9	8	8	0.920	6.456	0.320*	0.801	0.049
MAF214	19	7	0.822	5.004	-0.025	0.747	0.018
OARCP38	11	8	0886	5.950	0.077	0.814	0.002
INRA063	8	6	0.813	4.837	0.077	0.646	0.458
SRCRSP5	12	8	0.902	6.058	0.353*	0.815	0.012
ILSTS5	12	7	0.742	4.580	-0.347	0.572	0.036
OARFCB304	17	8	0.866	5.611	0.185	0.748	0.006
OARFCB128	19	7	0.773	4.703	-0.225	0.644	0.000
DYMS1	18	7	0.846	5.358	-0.116	0.768	0.000
OARCP34	20	7	0.821	5.149	-0.096	0.736	0.000
BM8125	19	5	0.770	4.306	-0.101	0.677	0.005
BM1824	8	4	0.652	3.492	0.233	0.301	0.451
OARJMP58	19	9	0.870	5.922	-0.089	0.808	0.000
SRCRSPI	17	7	0.785	4.613	-0.274	0.678	0.001
MAF70	16	9	0.898	6.483	-0.114	0.850	0.001
MCM527	19	7	0.833	5.165	-0.200	0.775	0.000
ILSTS11	18	8	0.840	5.158	0.272*	0.742	0.049
ILSTS28	15	6	0.805	4.632	0.006	0.689	0.361
BM1329	20	5	0.784	4.437	-0.211	0.727	0.000
HUJ616	5	4	0.700	4.000	-0.143	0.580	0.796
MAF209	16	5	0.706	4.117	0.027	0.643	0.002
OARFCB226	18	5	0.601	3.471	0.630*	0.218	0.000
OARVH72	10	4	0.722	3.773	-0.108	0.628	0.001
MEIO	15	6.565	0.798	4.925	0.002	0.678	0.097

Legenda: Na = Observar número de alelos, Gdiv =Diversidade de genes, AR= Riqueza alélica, Fis = Estimativas de endogamia, PIC= Conteúdo de informação de polimorfismo P = probabilidade de equilíbrio de Hardy Weinberg teste de qui-quadrado;

Estimativas de consanguinidade

Mede a intensidade da relação entre os dois indivíduos acasalados ou acasalados. Quando a intensidade de acasalamento entre parentes próximos aumenta, afecta o fenómeno de acasalamento aleatório e pode, assim, alterar a frequência genética na população resultante. Com a consanguinidade, a homozigotia esperada aumenta em detrimento da heterozigotia. A estimativa global da consanguinidade é indicada como (Fis), que foi de 0,002 para o estudo da população *de Kutta*.

Conteúdo da informação sobre polimorfismo

É frequentemente utilizado para medir a informatividade de um marcador genético para estudos de ligação. O valor médio de PIC da população *de Kutta* foi de 0,678 por locus, variando de 0,218 no primer (OARFCB226) a 0,850 no (MAF70). Este valor indica que o conjunto de marcadores utilizados para esta população tem um elevado grau de relevância para fornecer informações sobre a diversidade genética desta população.

Equilíbrio de Hardy Weinberg

Afirma que, numa grande população de reprodução aleatória, as frequências alélicas permanecerão as mesmas de geração em geração, assumindo que não há mutação, migração de genes, seleção ou deriva genética. O valor médio do qui-quadrado para o Equilíbrio de Hardy Weinberg (0,097) indica que a população perdeu o seu equilíbrio em termos globais. No entanto, de 23, 19 estavam num estado de equilíbrio. Os quatro loci, ou seja, ILSTS28, BM1824, INRA063 e HUJ616 exibiram um alto grau de desequilíbrio recetivo 0,361, 0,451, 0,458 e 0,796.

Desequilíbrio de ligação

O desequilíbrio de ligação é a ocorrência de algumas combinações de alelos ou marcadores genéticos numa população com maior ou menor frequência do que a esperada numa formação aleatória de haplótipos, alelos baseados nas suas frequências. A diferença entre as frequências alélicas observadas e esperadas determina a quantidade de desequilíbrio de ligação numa população. Presume-se que todas as populações com a mesma heterozigotia observada e esperada estão em equilíbrio de ligação. Vários factores, incluindo a ligação genética, a seleção, a taxa de recombinação, a taxa de mutação, a deriva genética, o acasalamento não aleatório e a estrutura da população afectam a quantidade de desequilíbrio genético. O teste de associação não aleatória entre alelos pertencentes a diferentes loci mostra que 22 das combinações de alelos tinham uma frequência que se desviava significativamente da esperada com $p<0,05$.

Tabela 6: Desequilíbrio de ligação entre várias combinações de alelos em Dimensiona o nível de significância (p<0,05)

Locus	Alelos	Locus	Alelos	Co-relações	Chisquare	Valor P
SRCRSP9	C	INRA063	E	2.0000	8.00	0.0047
SRCRSP9	G	BM1824	*C*	-1.3333	5.33	0.0209
MAF214	A	OARFCB128	D	0.5000	4.25	0.0393
MAE214	A	OARFCB128	G	0.5000	4.25	0.0393
MAF214	A	MAF70	I	0.5000	4.00	0.0455
OARCP38	A	BM1824	C	-2.0000	8.00	0.0047
OARCP38	D	BM1824	B	-2.7080	14.67	0.0001
OARCP38	D	BM1824	C	4.6904	44.00	0.0000
OARCP38	E	BM1824	*C*	-2.0000	8.00	0.0047
OARFCB128	D	ILSTS11	H	0.5000	4.00	0.0455
OARFCB128	G	ILSTS11	H	0.5000	4.00	0.0455
OARFCB128	A	OARFCB226	E	0.5000	4.00	0.0455
OARCP34	A	MAF70	A	0.5000	4.00	0.0455
OARCP34	A	MAF70	*C*	0.5000	4.00	0.0455
BM1824	*C*	HUJ616	C	-2.0000	8.00	0.0047
OARJMP58	F	SRCRSP1	A	0.5000	4.00	0.0455
OARJMP58	F	SRCRSP1	C	0.5000	4.00	0.0455
OARJMP58	A	ILSTS11	A	0.5000	4.25	0.0393
OARJMP58	*C*	ILSTS11	A	0.5000	4.25	0.0393
SRCRSP1	*A*	OARFCB226	E	0.5000	4.00	0.0455
SRCRSP1	B	OARFCB226	A	0.5155	4.25	0.0392
SRCRSP1	C	OARFCB226	E	0.5000	4.00	0.0455

O tamanho do alelo é apresentado no quadro seguinte. O intervalo de tamanho entre 122 pares de bases (pb) em OARFCB226 e o tamanho de alelo mais elevado (pb) em SRCRSP9 e OARCP38 foi de 457 cada.

Quadro 7: Tamanho dos alelos observados em diferentes loci

Alelos/Locus	A	B	C	D	E	F	G	H	I
SRCRSP9	331	347	355	380	389	398	442	457	
MAF214	177	191	204	209	219	229	240		
OARCP38	351	367	385	398	407	417	427	457	
INRA063	184	191	211	229	240	263			
SRCRSP5	158	166	174	184	193	200	211		
ILSTS5	200	204	209	213	222	229	240		
OARFCB304	151	158	162	166	174	182	191	200	
OARFCB128	116	120	128	132	162	166	174		
DYMS1	134	158	162	174	184	193	209		
OARCP34	105	110	115	129	140	146	153		
BM8125	316	335	348	363	381				
BM1824	174	191	202	210					
OARJMP58	120	132	140	145	151	158	162	166	176
SRCRSP1	135	141	162	166	174	182			
MAF70	166	174	178	184	192	200	204	209	219
MCM527	145	151	170	176	182	193	199		
ILSTS11	257	266	279	288	292	302	324	334	
ILSTS28	316	331	352	369	384	398			
BM1329	209	223	240	245	263				
HUJ616	135	142	145	152					
MAF209	166	178	191	195	204				
OARFCB226	122	132	138	148	162				
OARVH72	250	288	330	351					

Frequências de alelos

A frequência alélica é a proporção de todas as cópias de um gene que é constituída por uma variante genética específica (alelo). As frequências alélicas em 23 loci polimórficos na população de *Kutta* são apresentadas abaixo. Os alelos nulos, também designados alelos disfuncionais, que resultam da não amplificação completa durante a PCR, estão ausentes em quatro loci (ILSTS5, DYMS1, SRCRSP1 e MAF 70). As frequências alélicas apresentaram valores muito baixos em apenas sete loci, mas a maioria é de valores mais elevados em doze loci, sendo a frequência mais elevada de 0,264 no marcador OARFCB226.

Tabela 8: Frequência dos alelos em diferentes loci na população

Locus	Nulo	A	B	C	D	E	F	G	H	I
SRCRSP9	0.214	0.062	0.062	0.125	0.062	0.125	0.187	0.250	0.125	
MAF214	0.200	0.078	0.052	0.289	0.157	0.157	0.026	0.236		
OARCP38	0.169	0.181	0.045	0.136	0.181	0.045	0.045	0.181	0.181	
INRA063	0.076	0.062	0.062	0.312	0.187	0.312	0.062			
SRCRSP5	0.186	0.166	0.208	0.041	0.166	0.125	0.125	0.125	0.041	
ILSTS5	0.000	0.041	0.041	0.291	0.083	0.416	0.083	0.041		
OARFCB304	0.100	0.029	0.250	0.147	0.147	0.235	0.117	0.088	0.029	
OARFCB128	0.015	0.052	0.342	0.078	0.052	0.105	0.315	0.052		
DYMS1	0.000	0.055	0.222	0.111	0.138	0.222	0.194	0.055		
OARCP34	0.090	0.125	0.200	0.125	0.050	0.050	0.325	0.125		
BM8125	0.189	0.105	0.342	0.131	0.131	0.289				
BM1824	0.125	0.125	0.562	0.250	0.062					
OARJMP58	0.057	0.026	0.157	0.026	0.236	0.105	0.078	0.184	0.078	0.105
SRCRSP1	0.000	0.029	0.029	0.029	0.205	0.352	0.176	0.176		
MAF70	0.000	0.156	0.062	0.156	0.093	0.062	0.093	0.093	0.187	0.093
MCM527	0.142	0.052	0.026	0.131	0.210	0.157	0.157	0.263		
ILSTS11	0.188	0.027	0.222	0.250	0.027	0.222	0.138	0.027	0.083	
ILSTS28	0.090	0.066	0.233	0.233	0.300	0.033	0.133			
BM1329	0.084	0.350	0.175	0.125	0.150	0.200				
HUJ616	0.198	0.500	0.100	0.100	0.300					
MAF209	0.083	0.500	0.156	0.156	0.093	0.093				
OARFCB226	0.264	0.083	0.611	0.194	0.083	0.027				
OARVH72	0.106	0.450	0.250	0.150	0.150					

Teste de Ewens-Watterson

Este teste indica a diminuição da heterozigotia na população, quer se deva ou não à seleção da qual ocorreu a redução. Os resultados indicam que, em cinco dos vinte e três marcadores, o intervalo de confiança de 95% observou um valor F baixo, enquanto dezasseis marcadores se situavam entre o intervalo de confiança de 95%.

Quadro 9: Teste de neutralidade de Ewens-Watterson

Locus	Obs F	Média±SE	Intervalo de confiança 95%	
			Limite inferior	Limite superior
SRCRSP9	0.156	0.187±0.001	0.140	0.289
MAF214	0.199	0.302±0.008	0.181	0.558
OARCP38	0.157	0.217±0.002	0.149	0.343
INRA063	0.242	0.268±0.004	0.187	0.421
SRCRSP5	0.149	0.227±0.003	0.156	0.371
ILSTS5	0.278	0.264±0.005	0.170	0.465
OARFCB304	0.164	0.255±0.005	0.157	0.444
OARFCB128	0.242	0.300±0.008	0.184	0.525
DYMS1	0.174	0.293±0.007	0.182	0.508
OARCP34	0.197	0.302±0.008	0.185	0.544
BM8125	0.246	0.416±0.015	0.245	0.716
BM1824	0.398	0.416±0.010	0.273	0.672
OARJMP58	0.151	0.227±0.004	0.147	0.393
SRCRSP1	0.231	0.292±0.007	0.185	0.516
MAF70	0.127	0.218±0.003	0.144	0.377
MCM527	0.184	0.302±0.008	0.188	0.528
ILSTS11	0.190	0.255±0.005	0.162	0.461
ILSTS28	0.222	0.332±0.009	0.202	0.556
BM1329	0.231	0.422±0.017	0.249	0.730
HUJ616	0.360	0.361±0.005	0.260	0.520
MAF209	0.316	0.397±0.013	0.240	0.672
OARFCB226	0.426	0.416±0.016	0.242	0.704
OARVH72	0.310	0.443±0.014	0.285	0.730

Além disso, para elaborar os espectros de frequência dos alelos (Luikart e Cornuet, 1998), foi utilizado o método geográfico qualitativo. Os alelos de microssatélites foram divididos em 10 classes de frequência, o que permitiu determinar se a distribuição apresentava a forma normal de L (Fig. 5), a partir da qual os alelos com baixas frequências (0,01-0,1) foram encontrados em abundância. Estas ilustrações gráficas mostraram claramente que a população não tinha sofrido um estrangulamento, pelo menos num passado recente.

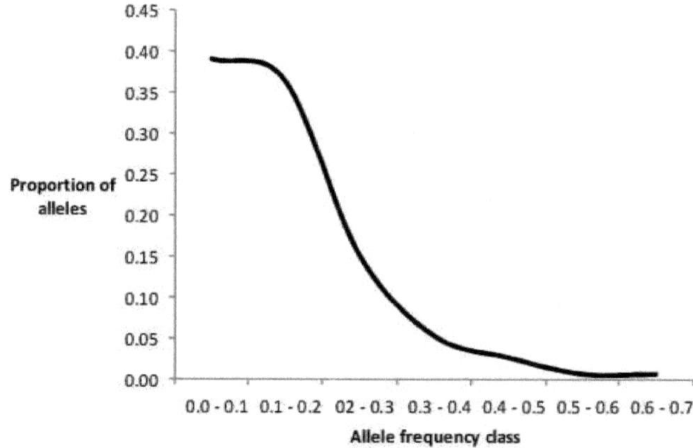

Figura 5: Distribuição normal em forma de L dos alelos nas classes de frequência de alelos

CAPÍTULO-5

DISCUSSÃO

A ovelha *Kutta* é uma raça autóctone do Swat, conhecida localmente como *Watani* ou *Arehari*. Do ponto de vista morfológico, trata-se de uma raça de cauda fina, de tamanho pequeno e revestida de preto. Os machos são chifrudos e as fêmeas são polidas. A raça é utilizada na produção de lã e no fabrico de tecidos à mão, localmente designados *por "Lamsay* ou *Sharri"*. A população estimada de ovelhas *Kutta* em 2007 era inferior a 1000 e pode ser classificada como uma espécie em perigo (Jalil *et al.*, 2009). Até à data, foram documentadas 7600 raças no banco de dados dos recursos genéticos animais (AnGr), 11% foram extintas e 38% estão a salvo da extinção, 35% ainda não são devidamente conhecidas (FAO 2000) e extinguir-se-ão antes de serem devidamente documentadas. Para este efeito, é necessário recolher informações sobre a distribuição da diversidade genética da população, bem como sobre a era pré-histórica da população, para que se possa conceber eficazmente a política de conservação das espécies ameaçadas (Feng, 2000).

A heterozigotia média em todos os loci das ovelhas *Kutta* foi de (0,767). O valor elevado da heterozigotia média na raça pode pressupor a existência de um grande número de alelos nos loci de ensaio (Kalinwski, 2002). Na população *Kutta*, a heterozigotia observada (0,797) foi quase semelhante à heterozigotia esperada (0,798). Em cerca de oito loci, a heterozigotia esperada excedeu a heterozigotia observada, ou seja (SRCRSP9, OARJMP58, INRA063, SRCRSP5, OARFCB304, BM1824, ILSTS11 e ILSTS28). Foram encontrados resultados semelhantes nas raças ovinas austríacas, em que a heterozigotia observada era quase semelhante à heterozigotia esperada nas raças ovinas seguintes. No Alpines Steinschaf, a heterozigotia observada e esperada foi de 0,76 e 0,77, respetivamente. No Montafoner Steinschaf, a heterozigotia observada (0,67) e a heterozigotia esperada (0,69). Em Kariner Steinschaf tem (0,71) heterozigotia observada e (0,72) heterozigotia esperada. As ovelhas Karntner Brillenschaf têm heterozigotia observada (0,77) e heterozigotia esperada (0,75). Na raça ovina Tiroler steinschaf, a heterozigotia observada (0,72) e a heterozigotia esperada (0,74). Na raça ovina Juraschaf, a heterozigotia observada (0,71) e a heterozigotia esperada (0,70). (Baumung *et al.*, 2004). Na raça ovina *Kutta*, a heterozigotia esperada (0,798) foi elevada em relação à heterozigotia média (0,767) em todos os loci, o que constitui uma prova da presença de uma perda global de heterozigotia (de Aranjo *et al.*, 2006). O número observado de alelos foi bastante elevado do que os alelos efectivos em todos os loci, o que justificou a predominância de alguns alelos em quase todos os loci numa população (Kumar *et al.*, 2006).

Vários alelos nos parâmetros de diversidade foram bastante elevados no presente estudo para a raça ovina *Kutta*, o que sugere que está de acordo com outras raças ovinas domésticas. (Saitbekova *et al.*, 2001, Arora & Bhatia, 2004). A raça ovina *Kutta* produziu um total de 151 alelos numa população de amostra para 23 loci de marcadores, dos quais 109,3 eram alelos efectivos em todos os loci, com uma média de 6,565 e 4,766, respetivamente, na população. O número observado de alelos (Na) variou de quatro em (BM1824, HUJ616 e OARVH72) a nove (OARJMP58), enquanto o número efetivo de alelos (Ne) foi muito inferior a (Na), variando de 2,348 (OARFCB226) a 7,606 (MAF70). Em Vembur, as ovelhas têm um total de 147 alelos em 25 loci de marcadores, com uma média de (5,88) alelos por locus. A média efectiva de alelos por locus foi de (4,095) (Kumarasmy *et al.*, 2009). O número de alelos observado nas ovelhas Garole foi de (6,2), o que é semelhante ao do presente estudo (Sodhi *et al.*, 2003). As ovelhas das raças Nali e Chokla, com 138 e 133 alelos, respetivamente, com alelos observados que variam entre 3 e 10 em Nali e 2 e 8 em Cholka, têm uma média de alelos observados bastante baixa em relação ao presente estudo, com (5,52) e (5,32), respetivamente (Sodhi *et al.*, 2005). As ovelhas Jalauni, com 148 alelos observados em 25 loci com uma média de (5,99), são comparáveis às ovelhas *Kutta* (Arora *et al.*, 2008). O índice de informação de Shannon (I) médio foi de 1,645, o que é mais próximo das várias espécies de ovinos iranianas (raça Sanjabi 1,63, Zardi 1,59, Kajal 1,57 e Kolu 1,56) (Sharifi *et al.*, 2009). Na ovelha Hazargai, o valor é de (1,58), bastante próximo do do presente estudo (Asker, 2011).

As ovelhas *Kutta* têm uma variação genética substancial com base na diversidade genética e no número de alelos médios por locus. A diversidade genética foi de (0,798), semelhante aos valores comunicados para as raças de ovinos do Irão (Sanjabi 0,77, Zardi 0,77, Kajol 0,76 e Kolu 0,76) (Sharifi *et al.*, 2009). A diversidade genética das seguintes raças foi bastante elevada: raça Bellary 0,687 (Kumar *et al.*, 2007), raça Kheri 0,651 (Bhatia & Arora, 2007), raça Garole 0,603 (Sodhi, 2003), raça Nali 0,651, raça Chokla 0,657 (Sodhi *et al.*, 2006), raça ovina suíça Mouflon 0,450 (Stahlberger *et al.*, 2001) e ovelha espanhola do norte Latxa 0,572. (Alvarez *et al.*, 2004). Uma maior diversidade genética deve-se ao elevado número de alelos observados nos indivíduos (Moioli *et al.*, 2001). Em comparação com as raças seguintes, que apresentam valores baixos de diversidade genética, as raças ovinas selvagens Mouflon e Bighorn têm valores de 0,45 e 0,43, respetivamente (Saitbekova *et al.*, 2001) e (Forbes *et al.*, 1995). As estimativas globais de consanguinidade (FIS) nas ovelhas *Kutta* foram de (0,002), indicando uma taxa muito baixa de consanguinidade na população. Os valores mais elevados de heterozigotia evidenciaram uma consanguinidade de baixo nível, com pouca ou nenhuma pressão de seleção e um grande número de alelos. Valores baixos semelhantes de FIS também foram encontrados na raça ovina Muzzafarnagri (0,058) (Arora & Bhatia, 2004). No ovino Ganjam, o valor estimado da consanguinidade também foi muito baixo (0,087). O valor estimado da consanguinidade noutras raças é de (0,19) na ovelha Sarda (Pariset *et al.*, 2003), (0,066) na raça espanhola (Alvarez *et al.*, 2004) e (0,033) na raça ovina turca. (A riqueza alélica (Ar) na raça ovina *Kutta* foi de (4,925), valor quase idêntico ao de quatro raças da Roménia (linha de leite Palas 4,88, Botasani Karakul 4,73, Karabasch 5,14 e linha de carne Palas 4,54) (Steliana *et al.*, 2010).

Os valores do conteúdo de informação do polimorfismo (PIC) inferiores a 0,25 são classificados como menos informativos e os valores superiores a 0,5 são caracterizados como tendo uma excelente informatividade do desempenho dos marcadores em estudos genéticos da população (Botstein *et al.*, 1980). Valores entre 0,25 e 0,5 podem ser classificados como moderadamente informativos e são úteis para a atribuição de populações quando esses marcadores são utilizados (MacHugh *et al.*, 1998). Com base nos valores PIC, cerca de 92 % dos marcadores eram extremamente informativos (PIC> 0,50) e 4 % eram moderadamente informativos (0,50< PIC< 0,25) e os restantes 4 % encontravam-se numa categoria de menos informativos (PIC< 0,25), o que provou a elevada utilidade dos marcadores utilizados para a análise da diversidade genética. O valor PIC médio na raça ovina *Kutta* foi de (0,678), semelhante ao da raça ovina Vembur (0,6905) (Kumurasamy *et al.*, 2009). Nas raças de ovinos Nali e Chokla, o valor de PIC varia entre 0,210 e 0,831 e entre 0,346 e 0,768, respetivamente (Sodhi *et al.*, 2005) e nas raças de ovinos Margra entre 0,347 e 0,849 (Arora e Bhatia, 2006).

A manutenção da frequência relativa dos alelos por uma população foi considerada como estando num estado de equilíbrio de Hardy Weinberg (HWE). O teste do qui-quadrado para HWE representa que a maioria dos loci e toda a população se desviam significativamente (P< 0,05). Este desequilíbrio é causado pela diminuição da heterozigose na população ou devido a 1) Existência de alelos nulos 2) Amostra de pequena dimensão, em que é provável que poucos genótipos sejam contados nas amostras. 3) O efeito Wahlund: A existência de um número menor de heterozigotos na população do que o esperado. 4) Consanguinidade resultante da consanguinidade (Kumar, *et al.*, 2006;

Kathiravan, *et al.*, 2009). O valor médio do qui-quadrado em ovelhas *Kutta* para HWE foi de (0,097), o que indica que a população perdeu o seu equilíbrio numa base geral. Os quatro loci, ou seja, ILSTS28, BM1824, INRA063 e HUJ616, apresentaram um elevado grau de desequilíbrio recetivo (0,361, 0,451, 0,458 e 0,796). Um teste (desequilíbrio de ligação) em alelos de diferentes loci em associação não aleatória entre eles mostrou que 22 das combinações de alelos estavam a desviar-se significativamente do esperado com P< 0,05. No entanto, os seguintes factores influenciam o desequilíbrio de ligação: ligação genética, taxa de recombinação, taxa de mutação, deriva genética, acasalamento não aleatório e estrutura da população. A maioria dos marcadores foi considerada neutra no teste de Ewens-Watterson, o que sugere que a diminuição da heterozigotia na população não foi resultado de seleção. Quando o tamanho efetivo da população diminui, há uma diminuição drástica do número de alelos do que da heterozigotia, se houver a certeza de que a população sofreu um estrangulamento num passado recente (Luikart *et al.,* 1998).

CAPÍTULO-6
RESUMO, CONCLUSÃO E RECOMENDAÇÕES Resumo

O objetivo do presente estudo foi avaliar a quantidade de diversidade genética, a pureza da raça e a estimativa da consanguinidade utilizando marcadores SSR. Foram selecionadas raças puras de ovinos *da raça Kutta* a partir dos seus campos de criação para o estudo da variação genética. No total, foram selecionados para este estudo 21 ovinos (20 fêmeas e 1 macho). Foram calculados diferentes parâmetros genéticos, ou seja, heterozigotia observada, esperada e média, número observado e efetivo de alelos, diversidade genética, riqueza alélica, conteúdo de informação polimórfica (PIC) e valor de probabilidade para o equilíbrio de Hardy Weinberg, segundo o teste do qui-quadrado, nos marcadores SSR. A reação em cadeia da polimerase (PCR) foi realizada utilizando 31 marcadores SSR recomendados pela FAO, dos quais foram amplificados 23 loci de microssatélites. Foi encontrado um total de 151 alelos diferentes em 23 loci polimórficos, dos quais 109,3 eram alelos efectivos em todos os loci, com uma média de 6,565 e 4,766, respetivamente, na população de *Kutta*. O número observado de alelos (Na) variou de 4 em (BM1824), (HUJ616) e (OARVH 72) a 9 (OARJMP58), enquanto o número efetivo de alelos (Ne) foi muito inferior a (Na), variando de 2,348 (OARFCB226) a 7,606 (MAF70). Os alelos nulos, que não são funcionais e que não conseguiram amplificar durante a PCR, não foram encontrados em quatro loci (ILSTS5, DYMS1, SRCRSP1 e MAF 70). As frequências alélicas foram muito baixas em apenas sete loci, mas a maioria é de valores mais elevados em doze loci, dos quais a frequência mais elevada é de 0,264 no marcador OARFCB226. O valor do índice de informação de Shannon (I) variou de 1,103 (BM1824) a 2,108 (MAF 70), com uma média de 1,645. A heterozigosidade média geral foi de 0,767, variando de 0,574 (OARFCB226) a 0,868 (MAF70). A heterozigotia observada em diferentes loci foi diferente, variando de 0,222 (OARFCB226) a 1 em (ILSTS5, SRCRSP1, MAF70 e MCM527). A heterozigosidade esperada, por outro lado, variou de 0,590 (OARFCB226) a 0,900 (SRCRSP9).

A heterogozidade observada (0,797) foi quase semelhante à heterogozidade esperada (0,798). Em cerca de oito loci, a heterozigosidade esperada excedeu a heterozigosidade observada, ou seja, (SRCRSP9, OARJMP58, INRA063, SRCRSP5, OARFCB304, BM1824, ILSTS11 e ILSTS28). A estimativa global de consanguinidade é indicada como (Fis) foi de (0,002). O valor PIC médio da população *de Kutta* foi de 0,678 por locus; variando de 0,218 (OARFCB226) a 0,850 (MAF70). O valor médio do qui-quadrado para o Equilíbrio de Hardy Weinberg (0,097) indica que a população perdeu o seu equilíbrio em termos globais. No entanto, 19 de 23 estavam em estado de equilíbrio. Os quatro loci, ou seja, ILSTS28, BM1824, INRA063 e HUJ616 exibiram um alto grau de desequilíbrio recetivo 0,361, 0,451, 0,458 e 0,796. O teste de associação não aleatória entre alelos pertencentes a diferentes loci mostra que 22 das combinações de alelos estavam em frequência significativamente diferente da esperada com $p<0,05$. Os resultados do teste de Ewens-Watterson mostraram que, em cinco dos vinte e três marcadores, o valor F observado era inferior ao nível de confiança de 95%, mas os restantes dezasseis marcadores estavam dentro do intervalo de confiança de 95%. O método gráfico quantitativo do teste mostrou uma abundância de alelos de baixa frequência, o que justifica o facto de a população não ter sofrido uma experiência de estrangulamento.

Conclusões

1) De um total de 31 marcadores recomendados pela FAO, 23 amplificaram completamente, resultando num total de 151 alelos com uma média de 6,565 alelos por locus e uma diversidade genética de 0,798.

2) A heterozigotia global foi de 0,767.

3) O coeficiente de endogamia foi de 0,002; o PIC foi de 0,678 e o índice de informação de Shannaon foi de 1,645 entre os loci.

4) A média dos alelos efectivos foi de 4,766, com uma riqueza alélica de 4,925 em cada locus.

5) Do total, 22 combinações diferentes de alelos estavam em desequilíbrio de ligação.

6) A ilustração gráfica mostrava claramente que a população não tinha sofrido um estrangulamento, pelo menos num passado recente, apesar do seu número cada vez mais reduzido de menos de 300 espécimes no vale do Swat, devido à sua distribuição dispersa por 24 bandos.

Recomendações

Para os investigadores

- A raça mostrou uma elevada resistência a certas doenças, nomeadamente a febre aftosa e a enterotoxamia. Esta caraterística da raça deve ser objeto de investigação.
- O sabor favorável da qualidade da sua carne também pode ser investigado.

Para o público/pastores

- O cruzamento de ovelhas *Kutta* pode deixar de ser praticado.
- Os rebanhos que não dispõem de carneiros *Kutta* devem adquirir os animais numa base de empréstimo.
- O acasalamento manual pode ser praticado para evitar a reprodução indiscriminada nos bandos de *Kutta*.

Para organizações públicas

- Deve facilitar a conservação in situ e in vivo.
- Facilitar o fornecimento de carneiros aos pastores de *Kutta*.
- Incentivar a raça *Kutta* através de subsídios, concursos de ovinos, feiras, etc.
- Devem ser organizados programas de formação nas suas respectivas áreas para ajudar a adotar práticas de criação normalizadas.
- O governo deve desempenhar o papel que lhe compete para proteger o património pecuário local, fazendo campanhas de sensibilização para que as pessoas conheçam o valor das raças locais. Porque quando uma raça desaparece, a sua recuperação é impossível.

LITERATURA CITADA

Organização do recenseamento agrícola do Paquistão.2005-6. MinFAL, Paquistão 18-19.

Ahmad, S. 2007. Performance and phylogenetic position of Kari sheep in Pakistan (Desempenho e posição filogenética das ovelhas Kari no Paquistão). Tese de doutoramento, Departamento de Criação e Geração de Ani, Uni of Agricultural, Faisalabad (Paquistão).

Akhtar, A.S e M.A. Naqvi. 1993. Sheep production in Pakistan.Pak.Agriculture research council, Islamabad. 344 (2):1-11.

Alvarez, I., J.P. Gutierrez, L.J. Royo, I. Fernandez, E. Gomez, J.J. Arranz e F. Goyache, 2005. Teste da utilidade da informação molecular de coancestria para avaliar as relações genéticas no gado, utilizando um conjunto de raças de ovinos espanholas. J. Ani. Sci. 83(4):737-744.

Alvarez, I., L.J. Royo, I. Fernandez, J.P. Gutierrez, E. Gomez e F. Goyache, 2004. Relação genética e mistura entre raças de ovinos do Norte de Espanha avaliadas através de microssatélites. J. Ani. Sci. 82(4): 2246-2252.

Amir, M. e A. Wahid, 1982. International Seminar on Sheep and Wool (Seminário Internacional sobre Ovinos e Lã). Conselho de Investigação Agrícola do Paquistão, Islamabad. 8-35.

Arora, R e S. Bhtia. 2004. Genetic structure of Muzzafrnagri sheep based on microsatellite analysis. Small Ruminant Res. 54(2): 227-230.

Arora, R e S. Bhtia. 2006. Genetic diversity of Magra sheep from India using microsatellite analysis (Diversidade genética de ovelhas Magra da Índia usando análise de microssatélites). Asian-Aus. J. Ani. Sci.19(7):938-942.

Arora, R., S. Bhatia, A. Sehrawat, S.B. Maity e S.S. Kundu. 2008. Genetic variability in Jalauni sheep of India inferred from microsatellite data. Art. 4. Recuperado de WWW.cipav.org.co/lrrrd20/1/.

Arora, S., S. Bhatia e A. Jain.2010.Ani Gen Res, 2010. 46: 1-9.

Arranz, J.J., Y. Bayon e F.S. Primitovo. 1998. Relações genéticas entre ovinos espanhóis utilizando microssatélites. Ani. Gen. 29(6):435-440.

Arranz, J.J., Y. Bayon, e F.S. Primitivo. 2001. Diferenciação entre raças ovinas espanholas utilizando microssatélites. Gen. Sel. Evol. 33(6): 529-542.

Askar, A., S. Ahmad e M. Ibrahim. 2011. Caracterização molecular de ovelhas Hazargie nativas do Afeganistão, Ind. J.Ani. sci. 81(7):711-717.

Baumung, R., H. Simianer, I. Hoffman. 2004. Estudos de diversidade genética em animais de criação - um inquérito. J. Ani. Breed Gen. 121(2):361-373.

Belkhair k. , Borsa P. , Chikhi L. , Goudef J. e Bonhomme F. 2000. GENETIX 4.00 window™ software for sample genetics. Laboratoire Genome, populations, interactions, universidade de Montpellier, França (universitemontpeller II / www.univ-montp2.fr/ genetix/ genetix/ genetix. Htm // dezembro de 2004).

Bhatia, S e R. Arora. 2007. Genetic diversity in Kheri- Apastoralists development India sheep using microsatellite markers, Ani Gen Division, National Bureau of Ani Gen Resourse, Karnal 132001, India.

Bizelis J, P. Koutsouli, e E. Rogdakis. 2005. Genetic structure of Semi-fat tailed Greek sheep breeds: I. Frequências genéticas, variação genética e estatística F. Departamento de Criação e Pecuária de Ani. Agri. Uni. de Atenas.

Botstein, D., R. L. White, M. Sholnick e R. David. 1980. Construção de mapa de ligação genética no homem usando polimorfismo de comprimento de fragmento de restrição. Am. J. Hum. Gen. 32(3): 314-331.

Brehem, A., M. Khadem, J. Jesus, p. Andrade e L. Vicente. 2001. A falta de congruência entre a evolução morfométrica e a diferenciação genética sugere uma dispersão recente e uma adaptação local ao habitat. Gen. 33(6):671-85.

Brown, J. E., C. J. Browm e W. T. Butts. 1973. Evaluating relationships among immture measure of size, shape, and performnce of sheep and goat. Sci. 6(2):1011-1012.

Buduram, P. 2004. Caracterização genética de raças de ovinos da África Austral utilizando marcadores de ADN. Departamento de Ciências Animais, da Vida Selvagem e das Pastagens, Uni of the Free State.

Cornuet, J. M. e G. Luikart. 1997. Descrição e análise do poder de dois testes para a deteção de estrangulamentos populacionais recentes a partir de dados de frequência alélica. Gen. 144(4): 2001-2014.

Cornuet, J.M. & Luikart, G. 1996. Descrição e análise do poder de dois testes para a deteção de estrangulamentos populacionais recentes a partir de dados de frequência alélica. Gen. 144(4): 2001-2014.

Cornvet, j. M., S. Piry, G. Luikart, A. Estoup, e M. Solignac. 1999. New methods employing multilocus genotypes to select or exclude samples as origins of individuals. Gen. 153(4): 1989-2000.

Culham, B. C e L. Rambouillets, Williamston, Michigan CulhamB@AOL.Com. 2003. American Rambouillet Breeders Association (Associação Americana de Criadores de Rambouillet).

De Aranjo, A.M., S.E.F. Guimaraes, T.M.M. Machalo, P.S. Lopes, C.S. Pereira, F.L.R. Da Silva, M.T. Rodrigues, V.D.S. Columbiano,C.G. Da Fonseca. 2006. Diversidade genética entre rebanhos de cabras leiteiras das raças Alpina e Saanen e da raça brasileira Moxoto neutralizada. Gen. Mol. Biol. 29(1): 67-74.

Diez, T.C., R.P. Littlejohn, P.A.R. Almeida, A.M. Crawford. 2000. Variação genética na raça ovina Merino: análise de populações estreitamente relacionadas usando microssatélites. Ani. Gen. 31(4): 243-251.

FAO, 1996. Projeto global para a manutenção da diversidade genética dos animais domésticos (MoDAD em http://www.fao.org/dad-is/ FAO.

FAO, 2000. Lista Mundial de Observação da Diversidade dos Animais Domésticos. 3 edição. (Ed. Beate D. Scherf). FAO das Nações Unidas, Roma, Itália.

FAO.2007. J.H.J. van der Werf, E.P. Guimaraes, J. Ruane, B.D. Scherf, A.R. Sonnino e J.D. Dargie, eds. Marker assisted selection in sheep and goats, current status and future prospective in crops, livestock, forestry and fish. Rome.

Feng, J. 2000. Molecular Approaches for Conservation of Endangered Giant Argali Sheep (*Ovisammon*) and Dwarf Blue Sheep (*Pseudoisnayaurschaeferi*) in Asia. Dissertação de doutoramento, State Uni of New York at Buffalo. pp 112.

Frobes, S. H., J. T. Hogg, F. C. Buchanan, A. M. Crawford e F. W. Allenford. 1995. Evolução do microssatélite em mamíferos cogenéricos: Domestic and bighorn sheep. Mol. Bio. Evol. 12(6):1106-1113.

Goudet, J. 2001. FSTAT, um programa para estimar e testar a diversidade genética e os índices de fixação (versão 2.9.3). Disponível online em http://www.unil.ch/izea/softwares/fstat.html. Atualizado de Goudet (1995).

Hanjra S.H., A. Iqbal e M.J. Hayat. 1995. Mineral Deficiencies in Grazing Sheep in Pakistan. Mineral

Problems in Sheep in Northern China and Other Regions of Asia. pp 68-71.

Hanken, J. 1984. Miniaturização e seus efeitos na morfologia craniana no género Thorius (Amphibia: Plethodontidae). II. A porta do cérebro e dos órgãos dos sentidos e o seu papel na morfogénese e evolução do crânio. Biol. J. hinnean society. 23(2):44-73.

Harrison, I.J. 1996. Áreas de interface em pequenos peixes. Symposia of the zoological society of London, 69(2): 15-45.

Hasnain, H.U. 1985. Sheep and Goats in Pakistan (Ovinos e Caprinos no Paquistão). Recomendado pela FAO e pela Agri Organization of U N. 56(2): 55-80.

Hedrick, P. W. 2001. Conservtion genetics: where are we now? Tendências em Ecologia e Evolução, 16(2): 629-636.

Hiendleder, S e K. Mainz. 2007. "Analysis of mitochondrial DNA indicates the domestic sheep are derived from two different ancestral maternal sources: evidences for contrib Katti MV, Ranjekar PK, Gupta VS. Differential contribution of simple sequence repeats in eukaryotic genome sequences. Mol. Biol. Evol. 2001. 18(2):1161-1167.

Hiendleder, S., K. Mainz, Y. Plante e H. Lewalski. 1998. Analysis of Mitochodrial DNA indicates that domestic sheep are derived from two different ancestral maternal sources: Nenhuma evidência de contribuição de ovelhas Urial e Argali. J. Heredity. 89(2):113-120.

Hiendleder, S., Mainz, K., Plante, Y. & Lewaiski, H. (1998). A análise do ADN mitocondrial indica que os ovinos domésticos derivam de duas fontes maternas ancestrais diferentes: No evidence for contribution from Urial and Argali. J. Hered. 89(2): 113-120.

http://www.marc.usda.gov/genome/genome.html

Ibrahim, M. 2009. Morphological and Molecular characterization of on-farm sheep genetic resources Native to Central Valley of N.W.F.P, Institute of biotechnology and genetic engineering Faculty of crop production sciences N.W.F.P Agricultural University Peshawar, Pakistan.

Ihara, N., K. Mizoshita, H. Takeda, M. Sugimoto, Y. Mizoguchi, T. Hirano, T. Itoh, T. Watanabe, K. Reed, W. Snelling, S. Kappes, C.Beattie, G. Bennett e Y. Sugimoto. 2004. A comprehensive genetic map of the cattle genome based on 3,802 microstellites. J. Genome Res. 14(10a):1987-1998.

Ishaque, S.M. 1993. Sheep Management System, Sheep production in Pakistan. Conselho de Investigação Agrícola do Paquistão, Islamabad. 344(6): 257-291.

IUCN (The World Conservation Union).2004.chitral.An integrated development vision. IUCN Paquistão, Peshawar.[www.ccs.iucnp.org]

Jalil, A., S. Ahmad, G. Habib e M. Akmal. 2009. Kutta Sheep-An endangered breed in Northern Pakistan (Ovelha Kutta - Uma raça em perigo no Norte do Paquistão). Sarhad. J. Agric. 25(2): 273-277.

Janarthanan, S., e S. Vincent. 2007. Practical Biotechnology methods and protocols. University press (India) private limited. pp 5-32.

Jerry, F. 1997. Breeds of livestock, Sheep breeds (Raças de gado, Raças de ovinos). Departamento de Ciência Animal, Universidade Estadual de Oklahoma.

Kalinwski, S.T. 2002. Quantos alelos por locus devem ser usados para estimar as distâncias genéticas.

Heredity. 88(1):62-65.

Kathiravan, P., B. P. Mishra, R. S. Kataria e D. K. Sadana. 2009. Evaluation of genetic architechture and mutation drift equilibrium of Marathwada buffalo population in Central India (Avaliação da arquitetura genética e do equilíbrio da deriva de mutações da população de búfalos de Marathwada na Índia Central). Livestock Sci. 121(2): 288-293.

Kayamakci, M., I.Oguz, C. Un, G. Bilgen e T. Taskin. 2001. Caraterísticas de algumas raças ovinas autóctones turcas. Pak. J. Biol. Sci. 4(7): 916-919.

Khan B.B., M. Younas, M. Riaz e M. Yaqoob. 2005. Breeds of livestock in Pakistan, 3 Edition. Departamento de Gestão Pecuária, Universidade de Agricultura, Faisalabad. pp 17- 37.

Khan, B.B., A. Iqbal e M. I. Mustafa. 2003. Sheep and goat production in Pakistan, 1st edition. Departamento de Gestão Pecuária, Uni. Agri. Faisalabad. pp 4-22.

Khanian, S.E e M.H. Banabazi. 2006. Variação genética dentro e entre cinco populações de ovinos iranianos utilizando marcadores microssatélites. Pak. J. Biol. Sci. 9 (13):2488-2492.

Koutsouli P., J. Bizelis e E. Rogdakis. 2005. Genetic structure of Semi-fat tailed Greek sheep breeds II. Relações genéticas entre raças e utilização de genótipos de microssatélites para a atribuição de raças. Departamento de Criação e Produção Animal, Agri. Uni. de Atenas.

Krebs, e E. Robert. 2003. Groundbreking Scientific Experiments, Invention & Descoveries of the Ancient World [Experiências científicas inovadoras, invenções e descobertas do mundo antigo]. Westport.

Kumar, D., R.Sharma, A.K.Pandey, D.S.Gour, G. Mlik, S.P.S. Ahlawar, e A.Jain. 2006. Genetic Diversity and Bottleneck Analysis of Indian Bellary sheep by microsatellite markers, National Bureau of Animal Genetic Resourses, Karnal- 132001 (Haryana), Índia.

Kumar, D., R.Sharma, A.K.Pandey, D.S.Gour, G. Mlik, S.P.S. Ahlawar, e A.Jain. 2007. Genetic Diversity and Bottleneck Analysis of Indian Bellary sheep by microsatellite markers (Análise da diversidade genética e do gargalo do ovino Bellary indiano por marcadores de microssatélites). Russ. J. Gen. 43(9): 996-1005.

Kumarasamy, P., S. Prema, P. Ganapathi, e S.M.K.Karthickeyan. 2009. Caracterização molecular da raça ovina de Coimbatore no sul da Índia. The IUP J. Gen and Evol..11(3):56-65.

Lahlou-Kassi, A. 1987. Princípios do melhoramento de ovinos autóctones no Norte de África. In: Hodges, J. Animal genetic resources. Strategies for improved use and conservation. FAO Ani Production and Health Paper. 66(2): 77-87.

Livestock census 2011-12. http:// www.statpak. gov.pk/depts/aco/ publications/ Pakistan-livestock-census 2011-12/ lsc 2011. html.

Luikart, G. e J. M. Cornuet. 1997. Avaliação empírica de um teste para identificar populações com estrangulamento recente a partir de dados de frequência alélica. Conservation Biology 12(1):228-237.

Luikart, G., F. W. Allendrf, J. M. Cornuet e W. B. Sherwin. 1998. Distortion of allelefrequency distribution provides a test for recent population bottlenecks. J. Hered. 89(3): 238-247.

MacHugh. D.E., R.T. Loftus, P. Cinningham e D.G. Bardly. 1998. Genetic structure of seven European cattle breeds assessed using 20 microsatellite markers. Ani. Gen. 29(5):333-340.

Madalena, F. 1993. A conservação dos recursos genéticos nimais nos países em desenvolvimento Maijala,:

Um caminho prático a seguir. In: Mack, S, (ed). Strategies for sustainble animal agriculture in developing countries. FAO Ani Production and Health Paper. 107(2):77-83.

Maiwashe, A.N. e H.D. Blackburn. 2004. Diversidade genética e estratégia de conservação da ovelha Navajo Churro. J. Ani. Sci. 82(10): 2900-2905.

Mason, I.L. 1988. Dicionário mundial de raças de gado. Terceira edição. CAB International pp 348.

Mason, I.L. 1996. World dictionary of livestock breeds, types and verities. Quarta edição. CAB international pp 273.

Mitchell, B., M. Neary e G. Kelly. 2003. Amostragem de sangue em ovinos. Departamento de Ciências Ani, Purdue Uni.

Moioli, B., A. Georgoudis, F. Napollitano, G. Catillo, E.Giubilei, C. H. Ligda, M. Hassanane. 2001. Diversidade genética entre as populações italiana, grega e egípcia de búfalos. Livestock prod. Sci. 70(3): 203-211.

Associação de Ovinos Navajo-Churro. 1996. Box 94, Ojo Caliente, NM87549.

Nei, M e S. Kumar. 2000. Molecular evolution and phylogenetic. Oxford Uni press, Londres.

Nei, M., 1972. Distância genética entre populações. Am. Naturalist. 106(3): 283-292.

Nei, M., 1987. Molecular evolutionary genetics. Columbia Uni press New York.

Oklahoma State University Breeds of Livestock EAAP-Animal Genetic Bank , British Sheep 8th Edition Sheep Breeds in Poland FAO Breeds Database Breed Association Web Sites , 2005.

Pariset, L., M.C. Savarese, I. Capuccio e A. Valentini. 2003. Utilização de microstelites para a análise da variação genética e da consanguinidade no rebanho de ovinos Sarda da Itália central. J. Ani. Breed. Gen. 120(6):425-432.

Pereira, F., S.J.M. Davis, L. Pereira, B. McEvoy, D.G. Bradley e A. Amorium. 2006. Assinatura genética de uma influência mediterrânica na criação de ovinos na Península Ibérica. Mol. Biol. Evol. 23 (7):1420-1426.

Perry, R.A., 1982. Range Management, Seminário Internacional sobre Ovinos e Caprinos, Islamabad. 137-177.

Ponzoni, R. W. 1992.A global review of the genetic resources of sheep and goat breeds.

Queller, D.C. 1999. Computer software for pedigree relationship using genetic markers, Molecular Ecology. 8(7):1231-1234.

Raymond, M e F. Rousset. 1995. GENEPOP (versão 1.2): Software de genética populacional para teste exato e ecumenismo. J. Hered. 86(3):248-249.

Robin, G.M., 2001. Os projectos de sequências: comparação de espécies Nature, 409(8): 820-821.

Rowlands, J., S. Nagda, E. Rege, F. Mhlanga, K. Dzama, F. Gandiya, H. Hamudikwanda, S. Makuza-SibonisoMoyo, O. Matika, E. Nangomasha e J. Sikosana. 1997. A report to FAO on the design, execution and analysis of livestock breed survey - a case study in Zimbabwe 32(2):1-26.

Ryder, M. L. 1983. Sheep and Man. Duckworth, Londres.

Saitbekova- stahlberger N, J. Schlapfer, D. Dolf, C. Gaillord. 2001. Relações genéticas em raças ovinas suíças com base na análise de microssatélites.J.Anim. Breed. Gen. 118(6): 379-387.

Sawalha, R.M., G.D. Snowder, J.F. Keown e L.D. Van Vleck. 2005. Relação genética entre a fonte de leite e

o peso da ninhada para ovelhas Targhee, Columbia, Rambouillet e Polypay. J. Ani. Sci. 83(4):786-793.
Sharifi, S. E., C. Amirini, A. Lavaf, C. Farasati e M. Aminafshar. 2009. Genetic variation among different ecotypes of the Iranian Sanjabi sheep. J. Ani. Vet. Adv. 8(6): 1173-1176.
Ovinos 101. Info.2004. Raças de ovinos e suas caraterísticas. Uni of Texas.
Short, R.V. (1976). A introdução de novas espécies de animais para fins de domesticação. In "The Zoological Society of London 1826-1976 and beyond". Simpósios da Sociedade Zoológica de Londres.
Short, R.V. (1976). The Introduction of new species of animals for the purpose of domestication (A introdução de novas espécies de animais para fins de domesticação). Em "The Zoological Society of London 1826-1976 and beyond". Simpósios da Sociedade Zoológica de Londres.
Sodhi, M., M. Mukesh e S. Bhatia. 2006. Characterizing Nali and Chokla sheep differentiation with microsatellite markers. Small Ruminant Research 65(3): 185- 192.
Sodhi, M., M. Mukesh, R. Arora. 2003. Genetic structure of Garole-a unique Indian microsheep Assessed Using Microsatellite Marker, Ind. J. Dairy Sci. 56(3): 167173.
Soysal, M.I., Y.T. Tuna, E. Ozkan, E.K. Gurchan, I. Togan e V. Altunok. 2005. Estudo sobre as caraterísticas da lã de várias raças de ovinos turcas de acordo com o tipo de ADN microssatélite. Pak. J. Biol. Sci. 8 (2): 186-189.
Stahlberger, S.N., J. Schlapfer, G. Dolf e C. Gaillard. 2001. Genetic relationship in Swiss sheep breeds based on microsatellite analysis. J. Ani. Breeding and Gen. 118(2): 379-387.
Steliana, G. Schlapfer, D. Dolf, C. Gaillord 2010. Diversidade genética utilizando marcadores de microssatélites em quatro raças de ovinos autóctones da Roménia. Romanian Biotechnological Letters.15(1) 33-43.
Tahir, M. 1997. Professor Associado, Departamento de Criação e Genética Animal, Universidade de Agricultura, Faisalabad, Paquistão
Tapio, I., M. Tapio, Z. Grislis, L-E. Holm, S. Jeppsson, J. Kantanen, I. Miceikiene, I. Olsaker, H. Viinalass e E. Eythorsdottir. 2005. Desdobramento da estrutura populacional das raças ovinas do Báltico através da análise de microssatélites. Hered. 94(4): 448456.
Thomas, P.C. 2005. Microsoft, Encarta, Enciclopédia 2005. 1993-2004 Microsoft Corporation. Todos os direitos reservados.
Tomasco, I., G. Wlasiuk e E. P. Lessa. 2002. Avaliação do polimorfismo em dez loci de microssatélites em rebanhos ovinos do Uruguai. Genet. Mol. Biol. 25(2): 37-41.
Wahid, A e M. Amir. 1982. International Seminar on Sheep and Wool (Seminário Internacional sobre Ovinos e Lã). Conselho de Investigação Agrícola do Paquistão, Islamabad, pp. 8-35.
Lista de observação. 2007. Associação de Criadores de Ovinos das Montanhas Rochosas Naturl coloridas. http://www.rmncsba.org/. Recuperado em 2008-01-05.
Weir, B.S e C. Cockerhamc. 1984. Estimating F statistics for the analysis of population structure. Evolution 38:1358-1370.
Wildeus, S. 1997. Hair sheep genetic resources and their contribution to diversified small ruminant production in the United States. J. Ani. Sci. 75(4): 630-640.

Williams, P.H. e C.j. Humphries. 1996. Comparação da diversidade de caracteres entre biotas. In k.j. Gaston (Ed), Biodiversity: a biology of numbers and difference pp 54-76. Oxford, U.K.

Yazdi, M.H. 1997. Estudos genéticos em ovinos balochi, análises biométricas do desenvolvimento corporal, produção de lã e desempenho reprodutivo. Tese de doutoramento. Uni. Agri. Sci., Uppsala.

Yeh, F. C., Yang e R. C. T. Boyle. 1999. POPGENE versão 1.3.1. Software livre baseado no Microsoft Windows para análise genética de populações. Centro de biologia molecular e tecnologia, Uni de Albeta, Canadá.

Yu. J., S. Hu, J. Wang e H Yang. 2002. Um projeto de sequência do genoma do arroz (Oryza sativa L. ssp. Indica.). Sci., 296(5):79-92.

APÊNDICE I

Figura suplementar 1: Machos da raça ovina Kutta

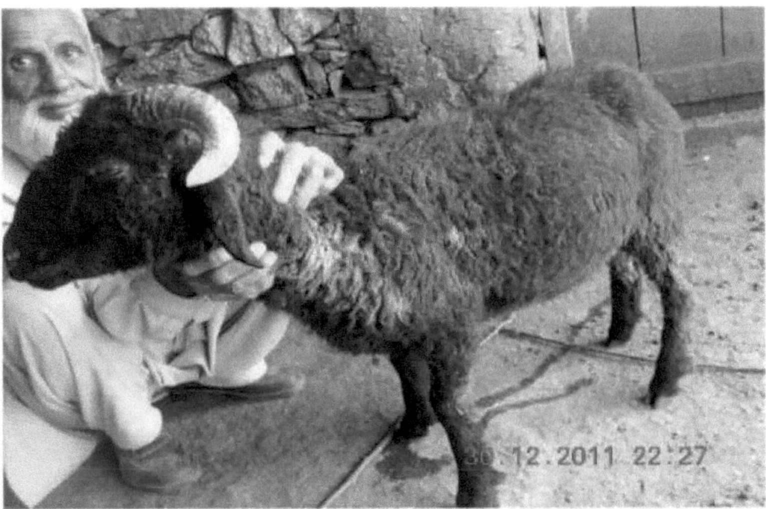

Figura suplementar 2: Fêmeas da raça ovina Kutta

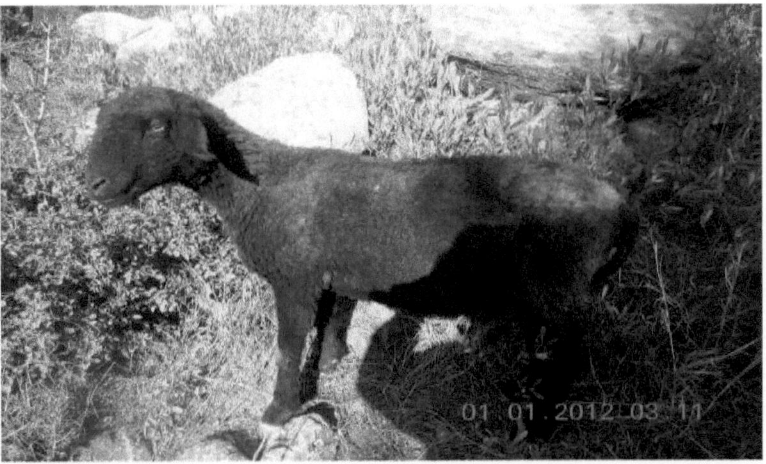

APÊNDICE II

AVALIAÇÃO DA POPULAÇÃO EM GERAL OVELHA *KUTTA* RAÇA LOCAL DO VALE DO SWAT. OUTUBRO, 2012.

1) Nome do proprietário: Sherestaan | Local: Shakari Manglor
Total de ovelhas: 70 | Ovinos Kutta: 8, Homens= Nulos

2) Nome do proprietário: AnarGul | Local: Shakari Manglor
Total de ovelhas: 120 | Ovinos Kutta: 19, Homens= 1

3) Nome do proprietário: Sadabr | Local: Shakari Manglor
Total de ovelhas: 60 | Ovinos Kutta: 6, Homens= Nulos

4) Nome do proprietário: Âmbar | Local:Shakari Manglor
Total de ovelhas: 50 | Ovinos Kutta: 9, Homens= Nulos

5) Nome do proprietário: Khan Munir | Local:Shakari Manglor
Total de ovelhas: 110 | Ovinos de Kutta: 29, Homens= 3

6) Nome do proprietário: Lamber | Local:Shakari Manglor
Total de ovelhas: 40 | Ovelhas Kutta: 9, Masculino=1

7) Nome do proprietário: Bakhte-Rokhan | Local:Shakari Manglor
Total de ovelhas: 45 | Ovelhas Kutta: 10, macho= 1

8) Nome do proprietário: Abdul Aziz | Local:Shakari Manglor
Total de ovelhas: 60 | Ovinos Kutta: 14, Homens= 2

9) Nome do proprietário: Momin | Local:Shakari Manglor
Total de ovelhas: 70 | Ovinos Kutta: 12, Homens= 1

10) Nome do proprietário: Tor Gul | Local:Inzertangay Manglor
Total de ovelhas: 96 | Ovelhas Kutta: 7, Masculino=1

11) Nome do proprietário: Mohammad Jan | Local:Inzertangay Manglor
Total de ovelhas: 30 | Ovelhas Kutta: 7, Masculino=1

12) Nome do proprietário: Baboo	Local:Banjot
Total de ovelhas: 10	Ovelhas Kutta: 10, Masculino=1
13) Nome do proprietário: Pam Jan	Local:Banjot
Total de ovelhas: 45	Ovelha Kutta: 14, Masculino=1
14) Nome do proprietário: Rani zai	Local:Patani Mingora
Total de ovelhas: 38	Ovelhas Kutta: 11, Masculino=1
15) Nome do proprietário: Anwer	Local:Behar Khwazakhela
Total de ovelhas: 63	Carneiro Kutta: 22, homem=1
16) Nome do proprietário: Ibrahim	Local:Behar Khwazakhela
Total de ovelhas: 33	Ovinos Kutta: 6, Masculino=1
17) Nome do proprietário: Noor Rashid	Local:Shin
Total de ovelhas: 46	Ovinos Kutta: 12, Homens= Nulos
18) Nome do proprietário: IhsanGul	Local:Shin
Total de ovelhas: 38	Ovinos Kutta: 14, Homens= Nulos
19) Nome do proprietário: Sadar	Local:Qandeel FathePur.
Total de ovelhas: 44	Ovinos Kutta: 11, Homens=2
20) Nome do proprietário: Baryaley	Local: Qandeel FathePur
Total de ovelhas: 4	Ovinos de Kutta: 2, Homens= Nulos
21) Nome do proprietário:Karim ullah	Local:Khreray Matta
Total de ovelhas: 163	Ovinos Kutta: 4, Homens= Nulos
22) Nome do proprietário: Khadim Shah	Local:Garasa Sangot
Total de ovelhas: 70	Ovelhas Kutta: 17, Homens= 2
23) Nome do proprietário: shaber	Local: Mangultan Charbagh
Total de ovelhas: 70	Ovelha Kutta: 21, homem=2
24) Nome do proprietário: Ali rehman	Local: Manglor
Total de ovelhas: 1	Kutta macho ovino=1
Total de ovinos:1375	Ovinos Kutta: 276, Homens= 23

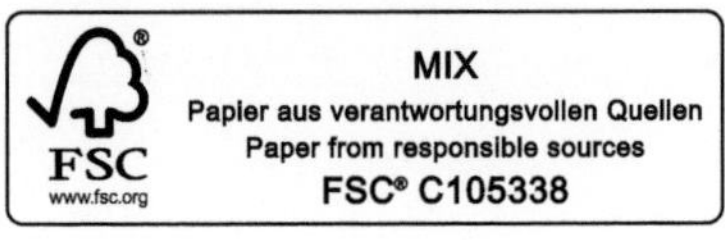

Printed by Books on Demand GmbH, Norderstedt / Germany